实用临床护理"三基"

——操作篇

东南大学出版社

·南京·

图书在版编目（CIP）数据

实用临床护理"三基".操作篇／唐维新主编.—南京：

东南大学出版社，2004.3（2022.6重印）

ISBN978-7-81089-542-2

Ⅰ.实… Ⅱ.唐… Ⅲ.护理学 Ⅳ.R47

中国版本图书馆 CIP 数据核字（2004）第 013794 号

东南大学出版社出版发行

（南京四牌楼 2 号　邮编 210096）

出版人：江建中

江苏省新华书店经销　　　南京京新印刷有限公司印刷

开本：710mm×1000mm　　1/16　印张：6.25　　字数：97 千字

2014 年 3 月第 1 版　　　2022 年 6 月第 26 次印刷

ISBN　978 - 7 - 81089 - 542 - 2

印数：305001~315000 册　　定价：18.00 元

（东大版图书若有印装质量问题，请直接与读者服务部联系，电话：025-83792328）

编写委员会名单

主　编：唐维新

副主编：郑必先　李少冬　霍孝蓉

顾　问：谈瑗声　屠丽君　孙元美

编　委（以姓氏笔划为序）：

丁建成	孔丽娜	方　军	王　荣	王伟智
王如华	冯小芹	田金萍	白玉华	刘世晴
刘慧生	向小荣	朱兰坚	朱军华	朱莉莉
许　萍	许　勤	吴荣华	宋燕波	张爱琴
张淑芬	张绮霞	张镇静	李　玫	李　梅
李国宏	李松琴	李惠玲	沈小志	陆丽娅
陈玉红	陈湘玉	孟爱凤	范晓莉	封海霞
赵　勤	赵奕华	赵莉萍	唐晓曦	徐兆芬
桂斯卿	莫永珍	陶连珊	顾　平	顾　慧
顾则娟	顾帮朝	顾胜英	崔　焱	程　敏
董　玲	薛小玲	戴新娟	魏　燕	

序

　　掌握基础理论、基本知识和基本技能（简称"三基"）是临床护理人员为患者服务的基本功，是提高护理队伍素质，提高医疗质量的基础条件。

　　近年来，随着医学的快速发展，各学科新知识、新技术的不断涌现以及护理专业理论与技能的丰富与扩展，护理"三基"亟待更新与完善。江苏省护理学会在1998年版的基础上，组织修订了这本《实用临床护理"三基"》。该书在专业水准上有所提升，内容上更系统、全面，理论上更有新意，操作上更注重实用性，是各级医院临床护理人员"三基"培训的一本指导书，也是护士规范化培训、在职教育、护理院校实习生"三基"训练的参考书。相信它能成为护理人员的良师益友。

　　由于"三基"内容涉及面广，该书的编写工作又是初次尝试，存在的不足在所难免。探索是勇气、是追求，参加编写工作的各位护理专家的辛勤劳动功不可没。希望护理同仁与编者一道就不完善处进行探索与修改。

唐维新

前　言

　　护理工作是医疗卫生工作的重要组成部分,为了适应医学模式的转变,满足人民群众日益增长的健康需求,护理人员正不断转变观念,提升服务水平,运用专业知识与技能,努力为患者实施身心两方面的整体护理。今天护理专业已成为医学科学中一门独立的应用型学科,已逐步形成了自身的理论体系、知识范畴与专业技能。

　　20 世纪 90 年代,为了配合全省等级医院评审,省卫生厅医政处组织编写了医院各类专业人员的"基础理论、基本知识、基本技能手册"(以下简称"三基"),其中包括护理人员"三基"题解。该书对全省护理人员掌握专业"三基",运用"三基",提高临床护理质量,更好地为患者服务起到了重要的作用。

　　1997 年在省委、省政府召开的全省卫生工作会议上提出了到 2004 年部分地区逐步实现卫生现代化,到 2010 年全省基本实现卫生现代化。2001 年江苏省卫生厅提出了在全省创建基本现代化医院的奋斗目标。医院现代化涵盖了服务观念现代化、设施现代化、医疗技术现代化、医疗队伍现代化和医院管理现代化五个基本内容。实现现代化给我们护理人员提出了新的要求,不断更新护理基本理论与知识、不断提高护理基本技能以适应临床诊疗技术的发展,成为我们面临的重要任务之一。为此,我们组织江苏省内部分护理专家、骨干重新编写了这本《实用临床护理"三基"》。此书编写的指导思想及特点体现在以下几个方面:

　　1. 提高起点,着眼临床:由于护理教育的发展,学历层次不断提高,大批大专、本科毕业生进入临床,因此我们提高了该书的知识起点,去除了一些在校教育中已有的并应该掌握的内容。在基本理论的编写上,注重临床,强调实用,让护士首先掌握临床上最需要、最常用的知识点。

　　2. 加强人文,扩展范围:在实施"以人为本"、"以病人为中心"的护理理念和护理模式的今天,护士更需要补充人文学科的知识,因此,我们较大篇幅的增加了人文学科的内容,包括心理学、伦理学、法学等。此外为了适应护理功能日益扩展的形势,加大了一些相关学科知识的分量,如管理学、康复学、肿瘤学、公共卫生学、中医学等。

　　3. 护理主导,贯穿程序:作为一门独立的应用学科,护理"三基"应以护理为主线,将疾病护理中涉及的其他学科的知识为护理所用,为护理措施的实施提供依据,因而本书将传统的以医疗为轴线的知识结构,改成以护理为中心的内容框架。同时将整体护理的理念、护理程序的思维方式贯穿于全书。

4. 知识更新,与时俱进:医疗技术的快速发展,决定了护理的知识与技能的不断更新。因此,根据我省医疗事业的现状,将省内较成熟的先进技术,如肝、肾移植及介入技术等编入了该书中。突如其来的"非典"疫情,让我们看到医务人员公共卫生、传染病防治等知识的不足,因此书中加入了医院感染管理、SARS 的防治、艾滋病知识、传染病预防等相关的内容。

5. 注重实效,淡化流程:护理基本技能操作是"三基"的重要组成部分,也是护理人员日常工作中应用频繁的内容。针对以往操作流程机械死板、注重步骤不看实效、考核训练与实际脱节等现象,本书操作流程采取了宜粗不宜细、淡化过程、强调效果、减少重复、发挥主动性和灵活性等原则,使整体观念、护理程序指导操作的全过程,更注重培养护士在临床解决问题的实际工作能力。

该书在江苏省卫生厅唐维新副厅长的直接领导下,在护理老前辈们的悉心教导下,在省卫生厅医政处的具体指导下,编写人员克服时间短、任务重等困难,为该书的出版付出了辛勤的汗水与劳动。

由于编著者专业水平、理论知识的局限,加之时间仓促,该书难免存在许多不足,恳请广大护理人员在学习、使用中予以指导纠正。

江苏省护理学会

2004 年 2 月

目　　录

扫码观看基础护理操作视频

基本技能

第一章　基础护理操作

第一节　无菌技术

1. 无菌持物钳及无菌容器的使用

目的 （5分）	1. 无菌持物钳用于取放和传递无菌物品。 2. 无菌容器用于盛放无菌物品并保持其无菌状态。
评估 （10分）	1. 操作目的。 2. 需要夹取的物品种类。 3. 操作环境是否整洁、宽敞。
准备 （5分）	1. 护士：见无菌技术操作原则。 2. 环境：见无菌技术操作原则。 3. 用物：放置于有盖的无菌干燥罐内的无菌持物钳、无菌容器、放置无菌物品的容器（必要时）。
流程 （60分）	1. 检查有效期、无菌容器的密封性及内装物品名称。（10分） 2. 取出无菌持物钳：（15分） 　·打开无菌罐的上半盖； 　·钳端闭合，垂直取出。 3. 取出无菌物品：（20分） 　·打开容器盖，无菌面向上； 　·取出无菌物品。 4. 盖好容器盖。（5分） 5. 放回无菌持物钳：（10分） 　·钳端闭合，垂直放入无菌罐内； 　·盖好罐盖。

注意事项 (5分)	1. 无菌持物钳不能用于换药、消毒皮肤及夹取油纱布。 2. 远处取物时,将无菌持物钳及无菌罐一起移至取物处使用。 3. 打开或关闭容器盖时,手不可触及盖的边缘及内面。 4. 手持无菌容器时,应托住容器底部,不可触及容器边缘及内面。 5. 无菌持物钳及无菌罐定期更换,无菌容器定期消毒。
评价 (15分)	1. 遵守无菌技术操作原则。 2. 无菌持物钳、无菌容器及无菌物品未被污染。

2. 取无菌溶液

目的(5分)	取出并使用无菌溶液。
评估 (10分)	1. 无菌溶液的种类、使用目的及瓶身的清洁度。 2. 操作环境是否整洁、宽敞。
准备 (5分)	1. 护士:见无菌技术操作原则。 2. 环境:见无菌技术操作原则。 3. 用物:无菌溶液、开瓶器、弯盘、盛无菌溶液的无菌容器、棉签、消毒溶液、笔、纱布。

流程
(60分)
	1. 检查无菌溶液:(20分)
	  ·检查瓶签:溶液名称、剂量、浓度、有效期;
	  ·检查瓶盖有无松动;
	  ·检查瓶身有无裂痕;
	  ·检查溶液有无沉淀、浑浊、变质、变色。
	2. 准备无菌容器。(5分)
	3. 倾倒无菌溶液:(30分)
	  ·撬开铝盖;
	  ·打开瓶塞;
	  ·手持溶液瓶,瓶签向手心;
	  ·旋转冲洗瓶口;
	  ·由冲洗处倒出溶液;
	  ·塞进瓶塞;
	  ·自瓶口分别向上、向下消毒瓶塞上翻部分和瓶口;
	  ·盖好瓶塞。
	4. 注明开瓶日期和时间。(5分)

注意事项 （5分）	1. 瓶口不可触及手或其他物品。 2. 不可将物品伸入无菌溶液瓶内蘸取溶液,已倒出的溶液不可再倒回瓶内。
评价 （15分）	1. 遵守无菌技术操作原则。 2. 无菌溶液未被污染,取液量准确。 3. 瓶签未浸湿,液体未溅湿桌面。

3. 打开一次性无菌包

目的（5分）	取出并使用无菌物品。
评估 （10分）	1. 无菌包内的物品名称及使用目的。 2. 操作环境是否整洁、宽敞;操作台面是否干燥。
准备 （5分）	1. 护士:见无菌技术操作原则。 2. 环境:见无菌技术操作原则。 3. 用物:无菌包、无菌持物钳、无菌容器或区域、纸、笔。
流程 （60分）	1. 检查无菌包名称、有效期、是否包裹完好、有无潮湿或破损。（15分） 2. 打开无菌包:(30分) 　·解开系带卷起; 　·一手托住无菌包,在包布外抓住包内物品,系带夹于指缝中; 　·另一手逐层打开无菌包,并抓住布包四角。 3. 递送无菌物品:(15分) 　·双手将无菌物品递送至无菌区; 　·包布折叠放妥。
注意事项 （5分）	1. 手不可触及包布内面。 2. 无菌物品递送时,无菌面应朝向无菌区域。
评价 （15分）	1. 遵守无菌技术操作原则。 2. 无菌物品及无菌包布的内面未被污染。

4. 铺无菌盘

目的(5分)	提供无菌区,放置无菌物品。
评估 (10分)	1. 操作目的。 2. 操作环境是否整洁、宽敞;操作台面是否干燥。 3. 治疗盘和无菌巾大小是否合适,治疗盘是否干燥、清洁。
准备 (5分)	1. 护士:见无菌技术操作原则。 2. 环境:见无菌技术操作原则。 3. 用物:治疗盘、无菌巾包、无菌持物钳、无菌物品、纸、笔。
流程 (60分)	1. 检查无菌巾包有效期,是否包裹完好,有无潮湿或破损。(10分) 2. 打开无菌巾包:(10分) 　• 解开系带,卷放于包下; 　• 逐层打开无菌巾包。 3. 取出无菌巾:(5分) 4. 关闭无菌巾包:(10分) 　• 按原折痕包好无菌巾包,系带横形缠绕; 　• 注明开包时间。 5. 铺盘:(20分) 　• 双手持无菌巾上层两角外面抖开(横折法双手持无菌巾横中线外面); 　• 对折铺于治疗盘上; 　• 折叠上层无菌巾,边缘向外; 　• 放入无菌物品; 　• 拉平上层无菌巾,上、下层边缘对齐; 　• 开口处向上两折,两侧边缘向下一折。 6. 注明铺盘时间:(5分)
注意事项 (5分)	1. 手不可触及包布内面。 2. 如包内物品被污染或包布受潮,须重新灭菌。 3. 无菌巾无菌面不可触及衣袖和其他有菌物品。 4. 无菌盘在4小时内有效。
评价 (15分)	1. 遵守无菌技术操作原则。 2. 无菌物品、无菌巾包布的内面及无菌巾的无菌面未被污染。 3. 无菌巾内的物品放置合理,无菌巾折叠的大小适宜。

5. 戴、脱无菌手套

目的(5分)	在治疗、护理中确保无菌效果。
评估 (10分)	1. 操作目的。 2. 无菌手套的大小。 3. 是否需要修剪指甲。 4. 操作环境是否整洁、宽敞;操作台面是否干燥。
准备 (5分)	1. 护士:见无菌技术操作原则。 2. 环境:见无菌技术操作原则。 3. 用物:无菌手套包(内有无菌滑石粉)、弯盘。
流程 (60分)	1. 检查无菌手套有效期及手套尺码。(10分) 2. 打开手套袋,滑石粉润滑双手。(5分) 3. 戴手套:(30分) 　(1)一次性提取法 　　·两只手套同时取出; 　　·对准五指戴上一只手套; 　　·戴手套的手指插入另一只手套的反折部内面; 　　·戴上另一只手套; 　　·将手套的反折部翻套在工作服衣袖外面。 　(2)分次提取法 　　·一手拎起手套袋开口处,另一手取出手套; 　　·对准五指戴上; 　　·掀开另一只手套袋口,戴好手套的手指插入另一只手套的 　　　反折面,取出手套; 　　·戴上另一只手套; 　　·将手套的反折部翻套在工作服衣袖外面。 4. 脱手套:(10分) 　　·手套翻转脱下。 5. 终末处理:(5分)
注意事项 (5分)	1. 手套袋系带及滑石粉不能污染手套袋内面。 2. 未戴手套的手不可触及手套外面;戴手套的手不可触及未戴手套的手或另一手套的内面。 3. 脱手套时,不可用力强拉手套边缘或手指部分。

续表

| 评价
(15分) | 1. 遵守无菌技术操作原则。
2. 系带、滑石粉未污染手套及无菌区。
3. 手套未被污染或破损。 |

附:无菌技术操作原则

1. 环境准备:无菌操作室及操作台面清洁、宽敞、定期消毒,台面保持干燥、平坦;操作前半小时停止清扫工作,减少人员走动,避免尘埃飞扬;物品布局合理。

2. 个人准备:戴好帽子和口罩,洗手,必要时修剪指甲,取下手表,穿无菌衣,戴无菌手套。

3. 明确无菌物品及非无菌物品:无菌物品必须与非无菌物品分开放置,并且有明显标志;无菌物品不可暴露于空气中,应保存于无菌包或无菌容器中;无菌包外需标明物品名称、灭菌日期,并按失效期先后顺序摆放;无菌包的有效期一般为7天,过期或受潮应重新灭菌;无菌物品一经取出,即使未用,也不可放回无菌容器内;如用物疑有污染或已被污染,应予更换并重新灭菌。

4. 明确无菌区及非无菌:进行无菌操作时,操作者身体应与无菌区保持一定距离;取放无菌物品时,应面向无菌区;手臂应保持在腰部或治疗台面以上,不可跨越无菌区,手不可接触无菌物品;避免面对无菌区谈笑、咳嗽、打喷嚏;非无菌物品应远离无菌区。

第二节　铺　床

1. 备用床

目的(5分)	保持病室整洁、美观,准备接收新病人。
评估 (10分)	1. 检查床部件有无损坏、松动。 2. 选择大小合适的床单、被套。 3. 根据季节增减被褥。
准备 (5分)	1. 环境:病室内无病人进行治疗或进餐。 2. 用物:床垫、棉胎或毛毯、枕芯、大单、被套、枕套、护理车。
流程 (60分)	1. 移开床旁桌、床旁椅,必要时翻转床垫。(3分) 2. 铺床基:(25分) 　·将大单中缝对齐床中线后散开; 　·铺近侧床头、床尾大单; 　·中部拉紧塞于床垫下; 　·同法铺对侧床基。 3. 套被套("S"形):(25分) 　·将被套中缝对齐床中线后散开; 　·打开被套上层至1/3处; 　·放入"S"形折叠的棉胎; 　·展开棉胎,平铺于被套内; 　·盖被上缘平床头,两侧边缘内折平床沿,尾端塞于床垫下或内折平床尾。 4. 套枕套:(5分) 　·拍松枕芯,套上枕套; 　·放置于床头。 5. 移回床旁桌、椅:(2分)
注意事项 (5分)	操作中要注意节力原则。
评价 (15分)	1. 床单平紧。 2. 棉胎与被套吻合好,被头充实,盖被平整,两边内折对称。 3. 枕头平整充实。 4. 注意节力原则。

2. 麻醉床

目的 （5分）	1. 便于接收手术后的病人。 2. 病人安全、舒适，预防并发症。 3. 避免床上用物被污染，便于更换。
评估 （10分）	1. 病人的病情、手术部位和麻醉方式。 2. 术后可能需要的抢救或治疗物品等。 3. 检查床部件有无损坏、松动；床单、被套大小是否合适；是否需要增减被褥或调节室温。
准备 （5分）	1. 环境：病室内无病人进行治疗或进餐；拆除原有大单、被套、枕套。 2. 用物 （1）同备用床，另加橡胶单、中单、别针、热水袋（必要时）。 （2）麻醉护理盘：无菌巾内放开口器、压舌板、舌钳、牙垫、通气导管、治疗碗、镊子、氧气导管或鼻塞管、吸痰管、纱布数块，无菌巾外放血压计、听诊器、护理记录单、笔、治疗巾、弯盘、胶布、剪刀、棉签、电筒等。 （3）床边用物：输液架、吸痰器、氧气筒或中心供氧装置、胃肠减压器等。
流程 （60分）	1. 移开床旁桌、床旁椅，必要时翻转床垫。（3分） 2. 铺床基：（25分） 　• 按铺备用床法铺好近侧床基； 　• 铺橡胶单及中单，边缘塞入床垫下； 　• 齐床头铺另一块橡胶单和中单； 　• 同法铺好对侧床基、橡胶单和中单。 3. 套被套（"S"形）：（20分） 　• 同铺备用床法套被套，但尾端向内或向外反折平床尾； 　• 盖被扇形三折于一侧床沿，开口对门。 4. 套枕套：（5分） 　• 套上枕套； 　• 立于床头，别针固定。 5. 移回床旁桌，床旁椅放于背门床侧。（2分） 6. 放妥麻醉护理盘及床边用物。（3分） 7. 终末处理。（2分）

续表

注意事项 （5分）	1. 操作中要注意节力原则。 2. 第一块橡胶单和中单应根据病人的麻醉方式和手术部位放置。 3. 中单要遮盖橡胶单，避免橡胶单与病人皮肤直接接触。 4. 视季节及室温增减盖被或调节室温，必要时给予热水袋。
评价 （15分）	1. 同备用床。 2. 床单元舒适、安全。 3. 麻醉护理盘用物齐全。

3. 卧有病人床更换床单

目的 （5分）	1. 保持病床清洁、干燥；保持病房整洁、美观。 2. 促进病人舒适，预防压疮等并发症。
评估 （10分）	1. 病人的病情，有无活动限制，是否需要便器及更换衣裤。 2. 床单元的清洁程度，床支架是否支撑，环境是否安全以及室内温度等。 3. 评估病人的心理反应及理解程度，解释操作目的。
准备 （5分）	1. 护士：必要时戴手套。 2. 病人：必要时协助排便。 3. 环境：病室内无病人进行治疗或进餐；酌情关门窗、调节室温；必要时遮挡病人。 4. 用物：大单、中单、被套、枕套、床刷及套、衣裤（必要时）、护理车。

流程
（60分）
	1. 移开床旁桌椅，放平床头、床尾支架。（2分）
	2. 铺近侧床基：（13分）
	  · 移枕于对侧，协助病人翻身，背对护士；
	  · 松近侧各单；
	  · 中单卷起塞入病人身下，橡胶单去尘后搭在病人身上；
	  · 大单卷起塞入病人身下，床垫去尘；
	  · 清洁大单中线与床中线对齐，对侧1/2塞于污大单下；
	  · 铺近侧床基；
	  · 放平橡胶单，铺中单，对侧1/2塞于病人身下。
	3. 铺对侧床基：（12分）
	  · 移枕于近侧，协助病人翻身，面对护士；
	  · 撤污中单，橡胶单去尘后搭在病人身上，撤污大单，床垫去尘；
	  · 依次将大单、橡胶单、中单拉平铺好。

续表

流程 （60 分）	4. 套被套：（22 分） 　　· 移枕至床头中央，帮助病人仰卧； 　　· 清洁被套正面在外铺于盖被上，打开下 1/3； 　　· 棉胎在污被套内折成"S"形； 　　· 取出棉胎置于清洁被套下 1/3 处； 　　· 棉胎与被套吻合； 　　· 撤出污被套； 　　· 盖被折成被筒，尾端塞于床垫下或内折平床尾。 5. 套枕套：（5 分） 　　· 一手托起病人头颈部，另一手取出枕头； 　　· 撤去污枕套，套上清洁枕套； 　　· 枕头置于病人头下。 6. 安置病人。（2 分） 7. 移回床旁桌椅，开窗通风。（2 分） 8. 终末处理。（2 分）
注意事项 （5 分）	1. 协助病人翻身时，不得有拖、拉、推等动作，应运用力学原理。 2. 操作中要注意节力原则；动作轻柔、幅度小，避免灰尘飞扬。 3. 中单要遮盖橡胶单，避免橡胶单与病人皮肤直接接触。 4. 操作中注意观察病人病情、保暖以及保护病人隐私。
评价 （15 分）	1. 注意病人保暖、安全、舒适，观察病人病情变化。 2. 病人理解操作目的，配合操作。 3. 同备用床。

第三节　口腔护理

目的 （5分）	1. 保持口腔清洁、湿润，预防口腔感染。 2. 去除口臭，增进食欲。 3. 观察口腔病情变化。
评估 （10分）	1. 病人的病情、口腔卫生状况及自理能力。 2. 检查病人的黏膜、牙龈、舌苔、义齿、口腔酸碱度、口唇、气味等。 3. 评估病人的心理反应及理解程度，讲解操作目的。
准备 （5分）	1. 护士：戴手套（必要时）。 2. 病人：取出义齿。 3. 用物：治疗盘内放治疗碗、足量无菌棉球、漱口液、血管钳、弯盘、压舌板、纱布、治疗巾、pH试纸、手电筒、漱口杯内备温开水及吸水管，必要时备石蜡油、开口器、外用药、棉签、吸引器、吸痰管等。
流程 （60分）	1. 取侧卧或仰卧位、头偏向一侧，治疗巾围于颈下，弯盘置口角旁。 （5分） 2. 清洁口腔：（46分） 　（1）漱口：协助病人自含或用吸水管吸水，含漱后，吐至弯盘，数次。 　（2）棉签擦拭：清醒病人协助其用棉签清洗口腔各部位。 　（3）擦洗： 　　· 血管钳（镊）持棉球擦洗； 　　· 顺序可为：外面、内面、咬合面、颊部、硬腭及舌面。 3. 观察口腔，遵医嘱使用外用药。（5分） 4. 安置病人。（2分） 5. 终末处理。（2分）
注意事项 （5分）	1. 根据口腔情况选择合适的漱口液。 2. 义齿用冷开水刷净，佩带或放在清水中备用，每日更换清水一次。 3. 口唇干裂者，先用温水湿润，再张口检查，防止出血；擦洗后，涂上石蜡油。 4. 擦洗动作轻柔，勿损伤黏膜及牙龈；擦洗牙齿内、外面时，应纵向擦洗，由内而外；弧形擦洗颊黏膜；擦洗硬腭及舌面时勿伸入过深，以免引起恶心；每次擦洗只用一个棉球，且棉球不宜过湿。 5. 长期应用抗生素者应注意观察有无霉菌感染。

续表

注意事项 （5分）	6. 昏迷病人禁忌漱口，开口器应从臼齿处放入；如痰液过多应及时吸出。
评价 （15分）	1. 未损伤牙龈、黏膜，未引起恶心，棉球湿度适宜。 2. 病人口腔清洁、湿润、无异味，感觉舒适。 3. 掌握病人目前口腔病情。 4. 病人和家属获得口腔卫生知识及技能，病人理解、配合操作。

第四节　床上擦浴

目的 （5分）	1. 维持皮肤清洁。 2. 促进血液循环，活动肢体，预防并发症。 3. 观察病人的皮肤情况。
评估 （10分）	1. 病人的病情、自理能力、皮肤卫生状况等。 2. 病人的清洁习惯、水温、护肤用品等，对清洁知识的了解程度。 3. 病人的心理反应及理解程度，讲解操作的目的。
准备 （5分）	1. 护士：戴手套（必要时）。 2. 病人：必要时协助排便。 3. 环境：关闭门窗，调节室温，遮挡病人。 4. 用物：脸盆、水桶、热水、浴巾、毛巾、肥皂、梳子、护肤用品、清洁衣裤，必要时备小剪刀、外用药、松节油、石蜡油、棉签、纱布、弯盘、被服、50％乙醇。
流程 （60分）	1. 洗脸及颈部：（4分） 　·头颈下垫浴巾，清水洗脸（先洗眼）及颈部。 2. 洗上身：（30分） 　·脱近侧衣袖，下垫浴巾，擦洗上肢； 　·同法擦洗对侧上肢； 　·擦洗胸腹、后项、背等； 　·必要时，50％乙醇按摩受压部位； 　·穿清洁上衣； 　·浸泡双手并擦干。 3. 换水、盆及毛巾，擦洗会阴或会阴冲洗。（5分） 4. 换水、盆及毛巾，洗下肢：（15分） 　·脱裤，肢体下垫浴巾，先近侧后对侧擦洗； 　·穿清洁裤； 　·浸泡双脚并擦干。 5. 梳头，酌情修剪指甲，更换床单及被套等。（2分） 6. 安置病人。（2分） 7. 终末处理。（2分）

注意事项 （5分）	1. 掌握毛巾使用的步骤（湿毛巾—涂肥皂湿毛巾—湿毛巾—拧干毛巾—浴巾）和手法。 2. 注意观察病人病情、皮肤，注意病人保暖，擦洗动作敏捷、轻柔，翻动和暴露病人少。如病人出现意外，立即停止擦浴，给予处理。 3. 注意耳后、皮肤皱褶处擦洗干净。 4. 四肢有外伤时，先脱健侧衣裤后脱患侧，穿时反之。 5. 操作中应用节力原则。
评价 （15分）	1. 擦洗干净，注意病人保暖，翻动和暴露病人少。 2. 注意观察病人病情变化及皮肤情况，病人感觉舒适。 3. 未沾湿被褥。 4. 运用节力原则。

第五节　床上洗头

目的 (5分)	1. 保持头发清洁。 2. 刺激头部血液循环。 3. 使病人舒适、美观,促进身心健康。
评估 (10分)	1. 病人的病情、自理能力、头发卫生状况,有无虱、虮及头皮损伤情况。 2. 病人习惯使用的水温、洗发液等。 3. 病人的心理反应及理解程度,讲解操作的目的。
准备 (5分)	1. 护士:修剪指甲。 2. 环境:移开床旁桌椅,关闭门窗,调节室温。 3. 用物:洗头车上热水桶中备热水、连接热水桶、橡皮管、莲蓬头,正确放置接水盘、污水桶,另备大毛巾、小毛巾、橡胶单、棉球、纱布、梳子、洗发液、别针、电吹风等。如无洗头车,可用马蹄形枕法或叩杯法,另备量杯。
流程 (60分)	1. 准备:(15分) 　•解领扣、向内反折衣领,小毛巾围于颈部,别针固定; 　•病人斜角卧于床上,铺橡胶单、大毛巾于枕头上,并置于肩颈下。 　(1) 洗头车法 　　•头枕于头托上。 　(2) 马蹄形枕法 　　•将橡胶单包裹的马蹄形枕突起处置于病人颈部,下端置于污水桶中。 　(3) 叩杯法 　　•叩杯上置毛巾,头枕于毛巾上,橡皮管连接脸盆和污水桶。 2. 洗发:(20分) 　•棉球塞两耳,纱布遮盖双眼; 　•湿润头发; 　•涂洗发液; 　•反复揉搓; 　•冲洗干净。 3. 洗发后处理:(16分) 　•用颈部毛巾包裹头发,取出棉球,去掉纱布;

流程 （60分）	• 移枕于床头，协助病人卧于床中央，擦干面部，吹干头发（如为马蹄形枕法，先撤去马蹄形枕）； • 撤橡胶单、大毛巾； • 梳理头发。 4. 安置病人。（5分） 5. 移回床旁桌椅。（2分） 6. 终末处理。（2分）
注意事项 （5分）	1. 密切观察病情变化，出现异常立即停止；衰弱病人不宜洗发。 2. 注意室温和水温，及时擦干头发，防止受凉。 3. 洗发时，用指腹按摩头皮，避免指甲接触头皮。 4. 避免沾湿衣服和床铺。 5. 操作中应用节力原则，避免疲劳。
评价 （15分）	1. 病人安全，感觉舒适。 2. 未沾湿衣服和床铺。 3. 运用节力原则。

（董玲）

第六节　鼻　饲

目的(5分)	对不能由口进食或拒绝进食的病人补充营养、进行治疗。
评估 (10分)	1. 病人的病情、治疗及合作程度。 2. 解释操作目的及配合方法。 3. 鼻腔情况:鼻黏膜有无肿胀、炎症,有无鼻息肉及鼻中隔弯曲等。
准备 (5分)	1. 病人:取坐位或半坐位或根据病情安置体位。 2. 护士:洗手,戴口罩,必要时戴手套,查对、确认病人。 3. 用物:治疗盘内放治疗碗、消毒胃管、镊子、弯盘、50 ml 注射器、纱布数块、石蜡油、汽油或乙醚、棉签、胶布、治疗巾、夹子、别针、压舌板、听诊器、温开水、鼻饲液(温度38~40℃)。
流程 (60分)	1. 清洗鼻腔。(2分) 2. 插胃管:(15分) 　·颌下铺治疗巾; 　·润滑胃管前端; 　·测量胃管插入的长度(自发际至剑突的距离); 　·自鼻孔轻轻插入; 　·插入10~15 cm,嘱病人做吞咽,继续插入至预定长度; 　·检查口腔内有无胃管盘曲。 3. 验证胃管是否在胃内,方法有三种:(9分) 　·用注射器抽吸,抽出胃液; 　·注入10 ml空气,用听诊器在胃部能听到气过水声; 　·将胃管末端放入盛水的碗中,无气体逸出。 4. 固定胃管。(4分) 5. 注入鼻饲液:(10分) 　·注入温开水→鼻饲液→温开水; 　·纱布包好胃管末端、反折、夹紧、固定。 6. 安置病人。(2分) 7. 清理用物。(2分) 8. 拔管:(10分) 　·颌下置弯盘; 　·夹紧胃管末端迅速拔出。 9. 安置病人。(2分)

流程 （60分）	10. 终末处理。（2分）
	11. 记录。（2分）
注意事项 （5分）	1. 每次鼻饲前应检查胃管是否在胃内。 2. 鼻饲后保持半卧位20～30分钟。 3. 长期鼻饲者每日做口腔护理2次。 4. 昏迷病人插管时先将头后仰，插入10～15 cm后将头前倾，下颌尽量靠近胸骨，再插入胃管。 5. 拔管后注意观察病人进食情况。
评价 （15分）	1. 病人理解插管的目的，主动配合。 2. 操作达到预期的治疗目的，病人安全。

（方军）

第七节　氧气吸入

目的(5分)	供给病人氧气,改善缺氧症状。
评估 (10分)	1. 病人的病情、意识状况、缺氧程度、鼻腔黏膜及有无分泌物堵塞等。 2. 病人的心理状态、合作程度。 3. 解释目的、过程及配合方法等。
准备 (5分)	1. 环境:周围无烟火及易燃品。 2. 用物:氧气装置一套,湿化瓶内放湿化液。治疗盘内放盛水容器(内盛冷开水)、弯盘、橡胶管、玻璃接管、鼻导管(鼻塞或面罩)、纱布、棉签、胶布。
流程 (60分)	1. 装表:(10分) 　(1) 氧气筒供氧 　　· 检查氧气筒及各部件; 　　· 打开总开关,清洁气门,迅速关好总开关; 　　· 氧气表略后倾接于气门上,初步旋紧,扳手加固使表直立; 　　· 接湿化瓶、橡胶管、玻璃接管; 　　· 查流量表是否关好→开总开关→开流量表,检查各衔接部位是否漏气,氧气流出是否通畅; 　　· 关总开关,关流量表,将氧气筒推至床边。 　(2) 中心供氧 　　· 将流量表接头插入墙上氧气出口,并对齐各固定孔,用力插入; 　　· 向外轻轻拉接头,证实已接紧; 　　· 连接用氧装置; 　　· 检查接头及管道是否漏气,氧气流出是否通畅。 2. 给氧:(15分) 　(1) 鼻导管给氧 　　· 清洁鼻腔; 　　· 连接鼻导管,打开氧气,调节氧流量; 　　· 湿润鼻导管前端; 　　· 将导管插入鼻腔,长度适宜; 　　· 胶布将鼻导管固定于鼻翼及面颊部。

流程
(60分)
	（2）面罩给氧
	    ·打开氧气,调节氧流量,将面罩置于患者口鼻部,松紧带固定好。
	（3）鼻塞给氧
	    ·清洁鼻腔,将鼻塞连接橡胶管,打开氧气,调节氧流量,将鼻塞塞入鼻孔内。
	3. 观察、记录。（5分）
	4. 停止用氧:（15分）
	    ·用纱布包裹导管拔出;
	    ·关氧气;
	    ·分离鼻导管。
	5. 安置病人。（3分）
	6. 将氧气筒推至指定地点,"空"桶必须挂标志。（5分）
	7. 终末处理。（5分）
	8. 记录。（2分）

注意事项 (5分)	1. 注意用氧安全,切实做好四防:防火、防油、防热、防震。 2. 使用及停用氧气时严格执行操作程序,使用氧气时,先调后用,停用氧气时,先拔后关。 3. 使用过程中,观察病人缺氧改善情况。排除影响用氧效果的因素,按需调节流量。 4. 氧气筒内氧气不可用尽,压力表降至 5 kg/cm² 即不可再用。
评价 (15分)	1. 熟练安装、使用氧气表及各附件。 2. 湿化液配制及氧流量调节符合病情需要。 3. 插入鼻导管时病人无不适,鼻导管固定良好。 4. 用氧效果好,各缺氧症状有所改善。

第八节 雾化吸入

目的 (5分)	1. 使药液吸入呼吸道,达到解痉、祛痰、消除炎症等治疗效果。 2. 湿化呼吸道。
评估 (10分)	1. 病人的病情、治疗情况、口腔黏膜及呼吸道通畅情况。 2. 病人的心理状态、合作程度。 3. 解释目的、时间及配合方法。
准备 (5分)	1. 病人:取舒适体位。 2. 环境:有电源。 3. 用物:超声雾化吸入器一套、水温计、弯盘、冷开水、治疗巾、药液。
流程 (60分)	1. 安装雾化器、加药:(15分) 　·水槽内加冷开水至所需刻度; 　·配制药液,加入雾化罐内,加盖; 　·连接雾化器主件及螺纹管。 2. 用物带至床边,治疗巾围病人颌下。(2分) 3. 接通电源,打开电源开关。(5分) 4. 调整定时开关,一般每次15～20分钟。(5分) 5. 打开雾化开关,调节雾量。(5分) 6. 将口含嘴放入病人口中,指导病人呼吸。(10分) 7. 治疗毕,取口含嘴,关雾化开关,再关电源开关。(5分) 8. 擦干病人面部,安置病人。(5分) 9. 终末处理。(5分) 10. 记录。(3分)
注意事项 (5分)	1. 使用前检查雾化器性能。 2. 操作中注意不要损坏水槽底部的晶体换能器和雾化罐底部的透声膜。 3. 水槽内切忌加入热水,水槽内水温超过60℃或水量不足时,应关闭雾化器,调换或加冷开水。 4. 连续使用雾化器时,中间需间隔30分钟。
评价 (15分)	1. 各部件及管道衔接好,无漏气。 2. 病人配合,了解目的。 3. 病人感觉舒适,达到治疗目的。

第九节　生命体征测量

1. 体温、脉搏、呼吸测量

目的(5分)	观察体温、脉搏、呼吸的变化,为疾病的诊断、治疗和护理提供依据。
评估 (10分)	1. 病人的年龄、病情、意识状况及治疗情况。 2. 病人的心理状态,合作程度。 3. 解释目的、注意事项及配合方法。
准备 (5分)	1. 病人:30分钟内无进食,活动,冷、热敷,洗澡,坐浴,灌肠及情绪激动等。 2. 用物:体温计、纱布、弯盘、秒表、听诊器。
流程 (60分)	**测体温** 1. 检查体温计刻度是否在35℃以下。(5分) 2. 根据病情选择测量体温的方法。(10分) 　(1) 口腔测量 　　• 口表水银端斜放于舌下热窝处; 　　• 嘱病人闭口,勿用牙咬体温表; 　　• 3~5分钟取出。 　(2) 腋下测量 　　• 解开衣袖,用纱布擦干一侧腋下; 　　• 将体温表水银端放于腋窝深处,紧贴皮肤; 　　• 曲臂过胸,夹紧体温表; 　　• 8~10分钟取出。 　(3) 直肠测量 　　• 暴露肛门; 　　• 润滑肛表; 　　• 将体温表水银端轻轻插入肛门3~4 cm固定; 　　• 3分钟取出,擦净肛门。 3. 擦净体温表。(2分) 4. 看明度数,体温表甩至35℃以下。(3分) **测脉搏、呼吸** 1. 病人近侧手臂腕部伸展,置舒适位置。(5分) 2. 将食指、中指、无名指的指端按在病人桡动脉表面。(5分)

流程 (60分)	3. 计脉搏次数。(5分) 4. 手仍按在病人腕上,观察病人胸部或腹部起伏,计呼吸次数。(5分) 5. 记录。(5分) 6. 安置病人。(5分) 7. 终末处理。(5分) 8. 将测量结果绘制在体温单上。(5分)
注意事项 (5分)	1. 根据病情选择合适的测量体温的方法。发现体温与病情不相符时,可重新测量,必要时做肛温、口温对照。 2. 若不慎咬破体温计而吞下水银时,可立即口服大量蛋白水和牛奶,在不影响病情的情况下,给服大量韭菜等粗纤维食物。 3. 异常呼吸、脉搏需测1分钟,脉搏短绌的病人应由2名护士同时测量,一人听心率,一人测脉率,同时开始记数1分钟,记录方式:心率/脉率/分。 4. 给小儿及神志不清病人测体温时,要注意固定体温表,防止意外。
评价 (15分)	1. 病人配合,了解测量的注意事项。 2. 体温表放置位置正确,固定良好。 3. 测量结果正确。

2. 测血压

目的(5分)	观察血压的变化,为疾病的诊断、治疗和护理提供依据。
评估 (10分)	1. 病人的病情、治疗情况、肢体活动度、功能障碍等。 2. 病人的心理状态、合作程度。 3. 解释目的、配合方法及血压的正常范围。
准备 (5分)	1. 病人:30分钟内无活动、情绪波动等。 2. 用物:治疗盘内备血压计、听诊器、笔、记录纸。
流程 (60分)	1. 检查血压计。(10分) 2. 测量血压:(30分) 　• 取合适体位,暴露一臂,手掌向上伸直肘部; 　• 袖带缠绕,使袖带下缘距肘窝上约2 cm,松紧合适; 　• 血压计"0"点和肱动脉、心脏处于同一水平; 　• 听诊器置于肱动脉搏动处,一手稍加固定;

流程 （60分）	・打开水银槽开关,关闭输气球气门; ・打气至肱动脉搏动音消失,再升高 20～30 mmHg; ・缓慢放气,听到第一声搏动时汞柱所指刻度为收缩压,搏动声突然变弱或消失时汞柱所指刻度为舒张压; ・取下袖带,驱尽袖带内空气。 3. 安置病人。（3分） 4. 整理血压计:（10分） 　・卷平袖带放入血压计盒内,右倾45°关闭水银槽开关,关闭血压计盒盖。 5. 记录。（2分） 6. 终末处理。（5分）
注意事项 （5分）	1. 需密切观察或长期观察血压的病人应做到四定:定部位、定体位、定血压计、定时间。 2. 偏瘫病人应在健侧手臂测血压。 3. 发现血压听不清或异常时应重新测量,驱尽袖带内气体,汞柱降至"0",稍待片刻再测量。 4. 血压计应定期检查。
评价 （15分）	1. 病人配合。 2. 上卷衣袖松紧适宜,注意病人保暖。 3. 放气均匀,测量结果正确。

第十节　口服给药

目的（5分）	协助病人安全、正确地服下药物，以达到用药效果。
评估 （10分）	1. 病人的年龄、病情及治疗情况，是否适合口服给药等。 2. 病人的心理状态、合作程度。 3. 解释药物的名称、药理作用及注意事项。
准备 （5分）	1. 护士：洗手。 2. 病人：洗手。 3. 用物：发药车、药盘、服药本、小药卡、药杯、药匙、量杯、滴管、研钵、湿纱布、包药纸、饮水管、水壶、温开水。
流程 （60分）	**备药** 1. 核对药卡与服药本，按床号顺序将小药卡插入药盘内，放好药杯。（5分） 2. 对照服药本配药。（5分） 3. 根据药物剂型不同采取不同的取药方法。（10分） 　　（1）固体药 　　　· 一手取药瓶，瓶签朝向自己；另一手用药匙取出所需药量，放入药杯。 　　（2）液体药 　　　· 摇匀药液； 　　　· 一手持量杯，拇指置于所需刻度，使其刻度与视线平；另一手将药瓶有瓶签的一面朝上，倒药液至所需刻度； 　　　· 将药液倒入药杯； 　　　· 用湿纱布擦净瓶口，放药瓶回原处； 　　　· 油剂、按滴计算的药液或药量不足 1 ml 时，于药杯内倒入少许温开水，用滴管吸取药液。 4. 摆药完毕，将物品归还原处。（5分） **发药** 1. 带服药本、发药车、水壶到病人床边。（3分） 2. 核对床号、姓名、药名、剂量、浓度、时间、方法。（15分） 3. 协助病人取舒适体位，倒温开水，确认病人服下。（10分） 4. 收回药杯，清洁药盘。（2分）

流程 （60分）	5. 观察药物反应,作必要的记录。（5分）
注意事项 （5分）	1. 为患儿喂药时,应将其抱起,用小匙盛药,从患儿嘴角徐徐喂入。 2. 病人暂时不在或因故未服药者取回药并交接。 3. 危重病人必须喂服。
评价 （15分）	1. 取药方法正确,剂量准确。 2. 严格执行查对制度。 3. 病人了解药物的作用及注意事项,能按时、按量正确服药。

附：口服用药注意事项

1. 健胃及增进食欲的药物宜饭前服,对胃黏膜有刺激的药物宜饭后服。

2. 对呼吸道黏膜起安抚作用的止咳糖浆,服后不宜立即饮水。

3. 对牙齿有腐蚀作用或染色的药物,如酸剂、铁剂可用吸水管吸服,以免药物与牙齿接触,服药后及时漱口。

4. 服用磺胺类药物后宜多饮水,以免因尿液不足而致磺胺结晶析出,引起肾小管堵塞。

5. 有相互作用的药物不宜同时或短时间内服用。

6. 服强心苷类药物前应先测脉率及心率,心率低于 60 次/分,应告知医师,遵医嘱发药。

第十一节　注射法

1. 皮内、皮下、肌内注射法

目的 （5分）	将药液注入体内,达到全身疗效。 1. 皮内注射法:用于各种药物过敏试验、预防接种、局部麻醉的先驱步骤等。 2. 皮下注射法:用于预防接种;注入小剂量药物,需在一定时间内发生药效,而不宜口服给药时。 3. 肌内注射法:用于不能或不宜口服的药物;不能或不宜作静脉注射,而需迅速发生疗效或药量大的药物。
评估 （10分）	1. 病人的病情、意识状况、用药史、药物过敏史、局部皮肤情况。 2. 病人的心理状态,合作程度。 3. 解释目的、注意事项。
准备 （5分）	1. 护士:洗手,戴口罩、帽子,必要时戴手套。 2. 病人:取舒适体位。 3. 环境:清洁,遮挡病人。 4. 用物:治疗盘内放置注射器、药液、砂轮、弯盘、纱布、棉签、消毒液、治疗本,做过敏试验须备 0.1% 盐酸肾上腺素。
流程 （60分）	1. 抽吸药液:(15分) 　·查对药液,检查注射器、针头; 　·吸药,排气,放妥。 2. 选择注射部位。(5分) 3. 消毒皮肤。(5分) 4. 注射:(25分) 　·一手固定注射皮肤,另一手持注射器进针。 　(1) 皮内注射 　　·5°刺入,针头斜面完全进入皮内; 　　·固定针栓,推药液 0.1 ml,形成皮丘; 　　·拔针; 　　·按规定时间观察反应结果。 　(2) 皮下注射 　　·30°～40°,针头斜面向上,快速将针梗的 1/3～2/3 刺入皮下;

流程 （60分）	· 固定针栓，抽动活塞无回血； · 缓慢注入药液； · 注射毕，用干棉签按针眼，迅速拔针，按压片刻。 （3）肌内注射 · 90°将针头迅速刺入针梗的2/3左右； · 固定针栓，抽动活塞无回血； · 缓慢注入药液，观察病人反应； · 注射毕，用干棉签按针眼，迅速拔针，按压片刻。 5. 安置病人。（3分） 6. 终末处理。（5分） 7. 记录。（2分）
注意事项 （5分）	1. 皮试前，仔细询问病人的药物过敏史。 2. 皮试不用碘酊消毒，拔出针头后勿按揉，以免影响观察。 3. 对长期皮下或肌内注射者，应建立轮流交替注射部位的计划，以减少硬结发生，促进药物充分吸收。 4. 对于过于消瘦或腹部皮下注射时，可捏起局部组织进针。 5. 2岁以下婴幼儿不宜选用臀大肌肌内注射。 6. 两种药物同时注射时，注意配伍禁忌。
评价 （15分）	1. 严格执行注射原则。 2. 体现以病人为中心，注意保暖和无痛注射。 3. 注射器型号选择合适，注射部位定位正确，注射剂量准确。

2. 静脉注射法

目的 （5分）	1. 药物不宜口服、皮下注射、肌内注射或需迅速发生药效时。 2. 做诊断性检查。
评估 （10分）	1. 病人的病情、意识状况、局部皮肤及血管情况。 2. 病人的心理状态、合作程度。 3. 解释目的、注意事项。
准备 （5分）	1. 护士：洗手，戴口罩、帽子，必要时戴手套。 2. 病人：取合适体位，局部保暖，使静脉充盈。 3. 环境：清洁，温度适宜。

准备 (5分)	4. 用物:治疗盘内放置注射器、药液、砂轮或启盖器、针头或头皮针、止血带、胶布、棉签、消毒液、小垫枕、治疗本。
流程 (60分)	1. 抽吸药液:(10分) 　• 查对药液,检查注射器、针头; 　• 吸药,排气,放妥。 2. 选择静脉:(10分) 　• 穿刺部位肢体下垫小枕; 　• 距穿刺点上方6 cm左右处扎止血带; 　• 嘱病人握拳。 3. 消毒皮肤。(5分) 4. 进针:(12分) 　• 一手固定皮肤,另一手持针; 　• 针头斜面向上与皮肤成15°~30°进针; 　• 见回血再进针少许; 　• 松止血带,嘱病人松拳。 5. 固定针头。(5分) 6. 注入药液。(3分) 7. 注射毕,干棉签放于穿刺点上方,拔出针头,按压片刻。(5分) 8. 安置病人。(3分) 9. 终末处理。(5分) 10. 记录。(2分)
注意事项 (5分)	1. 选择静脉时,避开静脉瓣、关节。 2. 长期注射者要有计划地使用血管,一般先四肢远端后近端,充分保护静脉。 3. 根据病情及药物性质,掌握注药速度并随时听取病人主诉。 4. 对刺激性强或特殊药物,需确认针头在血管内方可推药。
评价 (15分)	1. 严格执行无菌技术及查对制度。 2. 体现以病人为中心,注意保暖和减轻疼痛。 3. 正确掌握注入药液的速度。

（田金萍）

第十二节　静脉输液

目的 （5分）	1. 纠正水、电解质失衡,维持酸碱平衡。 2. 补充营养,维持热量。 3. 输入药物,达到治疗疾病的目的。 4. 增加循环血量,改善微循环,维持血压。
评估 （10分）	1. 病人的年龄、病情、营养状况、穿刺部位的皮肤、血管状况及肢体活动度。 2. 病人的心理状态及合作程度。 3. 解释目的、注意事项。
准备 （5分）	1. 护士:洗手,戴口罩、帽子,必要时戴手套。 2. 病人:排尿,穿刺肢体保暖。 3. 环境:清洁,温度适宜。 4. 用物:治疗盘内放置止血带、棉签、消毒液、一次性输液器、血管钳、胶布、弯盘、液体及药物,输液卡、输液架、可备静脉留置针1套。
流程 （60分）	1. 根据医嘱,抄输液卡。（2分） 2. 核对药液,贴上输液卡。（8分） 3. 加入药液,连接输液器。（10分） 　（1）瓶装输液 　　·启开铝盖中心部; 　　·消毒瓶盖; 　　·加入药物; 　　·检查并连接输液器。 　（2）袋装输液 　　·拉开外层包装袋; 　　·消毒加药管封口; 　　·加入药物; 　　·检查输液器; 　　·关闭调节器,拉开输液袋上的输液管封口,将输液器针头螺旋式插入。 4. 用物带至床旁,再次确认病人,输液瓶（袋）挂在输液架上,备好胶布。（3分）

流程 (60 分)	5. 排气。(5 分) （1）瓶装药液 　• 倒置茂菲氏滴管，打开调节器，液体流入滴管内液面达 1/2～2/3 时，折叠滴管根部的输液管，迅速转正，使液体缓慢排出，至排尽导管和针头内的空气，关闭调节器。 （2）袋装药液 　• 挤压茂菲氏滴管，使液面达滴管 1/3～2/3 后，打开调节器，使滴管稍倾斜，液体缓慢排出至排尽导管和针头内空气，关闭调节器。 6. 检查输液器无气泡，妥善放置。(2 分) 7. 选择静脉，扎止血带。(2 分) 8. 消毒皮肤。(3 分) 9. 进针、固定。(10 分) （1）普通输液针 　• 取下护针帽，确定无气泡，夹闭输液管； 　• 一手固定皮肤，一手持针，穿刺见回血，再进针少许； 　• 松开止血带，放开输液管，观察溶液点滴是否通畅； 　• 固定针柄，覆盖针眼，头皮针软管盘曲固定。 （2）静脉留置针 　• 取出静脉留置针，去除针套，旋转松动外套管； 　• 一手固定皮肤，一手持针，穿刺见回血后，将针芯退出少许，以针芯为支撑，将针顺静脉方向推进，直至将外套管送入静脉内，按住针柄，抽出针芯，末端无肝素帽的留置针在抽出针芯时，应以一手小指按压导管尖端静脉，一手迅速将肝素帽插入导管内； 　• 用透明肤贴覆盖针眼的同时固定留置针； 　• 消毒留置针肝素帽的橡胶塞，将已备好的输液器针头插入，观察溶液点滴是否通畅，固定头皮针。 10. 调节滴速，观察，记录。(5 分) 11. 安置病人。(2 分) 12. 输液完毕，拔针。(3 分) （1）普通输液针 　• 轻揭胶布，用干棉签轻压穿刺点上方，快速拔针，按压片刻。 （2）静脉留置针

流程 （60分）	· 用注射器抽稀释肝素适量,接输液针头,向留置针导管内推注,并以边推注边拔针的方法,退出针头,使留置针内充满肝素。再次输液时,消毒留置针的肝素帽,将静脉输液针插入肝素帽内便可进行输液。 13. 终末处理。（3分） 14. 记录。（2分）
注意事项 （5分）	1. 同静脉注射法 1～4 条。 2. 对小儿、昏迷或不合作者,输液时穿刺处应加强固定。 3. 要根据病情、年龄及药液性质调节滴速,输液时应加强巡视,局部有肿胀、渗漏或其他故障应立即排除。 4. 留置针穿刺要选择弹性好、走向直的静脉,留置针一般留置3～5天,如穿刺部位及静脉走向出现红、肿、热、痛等现象应立即拔管,及时处理。
评价 （15分）	1. 严格执行无菌技术操作原则和查对制度。 2. 体现以病人为中心,注意保暖和减轻疼痛。 3. 正确掌握输液速度。

（田金萍）

第十三节　灌　肠

1. 保留灌肠

目的(5分)	镇静、催眠和治疗肠道感染。
评估 (10分)	1. 病人的病情、生命体征、肠道病变部位、临床诊断、肛周皮肤及黏膜情况。 2. 病人的意识状态、心理状况及理解程度,解释操作目的。 3. 灌肠药物的作用及不良反应。
准备 (5分)	1. 护士:戴手套。 2. 病人:排便,根据病情选择不同卧位。 3. 环境:关闭门窗,调节室温,遮挡病人。 4. 用物:治疗盘内放治疗碗、肛管、血管钳、注洗器、量杯盛灌肠药液(38℃,<200 ml)、温开水、弯盘、橡胶单、治疗巾、小枕、卫生纸、石蜡油、棉签。
流程 (60分)	1. 插管前准备:(20分) 　•脱裤露臀; 　•垫小枕、橡胶单、治疗巾,抬高臀部10 cm,弯盘置臀旁; 　•抽吸药液,连接肛管,润滑肛管前端; 　•排气、夹管。 2. 插管:(10分) 　•显露肛门,插管15～20 cm。 3. 灌肠:(20分) 　•缓慢注入药液; 　•注入温开水。 4. 拔管。(4分) 5. 安置病人,终末处理,记录。(6分)
注意事项 (5分)	1. 肛门、直肠、结肠等手术后的病人,排便失禁者不宜作保留灌肠。 2. 肠道抗感染药物以睡前灌入为宜。 3. 直肠、乙状结肠病变取左侧或仰卧位;回盲部病变取右侧卧位。 4. 灌肠液量要少,肛管要细,插入要深,压力要低。 5. 拔管后轻揉肛门,尽量保留药液1小时以上。

评价 (15分)	1. 剂量准确,达到预期目的。 2. 关心病人,注意病人保暖,维护病人隐私。 3. 病人理解操作的目的并积极配合操作。

2. 不保留灌肠(大量、少量)

目的(5分)	减轻腹胀,清洁肠道,清除毒物,降温。
评估 (10分)	1. 病人的病情、生命体征、临床诊断、灌肠的目的,以及排便、肛周皮肤及黏膜情况,腹部有无包块、胀气,有无灌肠禁忌证。 2. 根据病人的意识状态、心理状况及理解程度,讲解操作目的。
准备 (5分)	1. 护士:戴手套。 2. 病人:排便;左侧卧位,双膝屈曲。 3. 环境:关闭门窗,调节室温,遮挡病人。 4. 用物:治疗盘内放灌肠筒、筒内盛灌肠溶液(39~41℃,<1000 ml)、量杯、肛管、弯盘、橡胶单、治疗巾、卫生纸、石蜡油、棉签、血管钳、输液架;少量灌肠可用注洗器,另备温开水。
流程 (60分)	1. 插管前准备:(20分) 　• 灌肠筒挂于输液架上,液面距肛门40~60 cm(小量不保留灌肠用注洗器抽吸灌肠液); 　• 脱裤露臀移至床沿,垫橡胶单、治疗巾,弯盘置臀旁; 　• 润滑并连接肛管,排气,夹管。 2. 插管:(5分) 　• 显露肛门,插管7~10 cm。 3. 灌肠:(20分) 　• 去夹,固定; 　• 观察病人反应及灌肠筒内液面下降情况。 4. 拔管。(5分) 5. 灌肠后处理:(4分) 　• 保留灌肠液5~10分钟(少量可保留10~20分钟); 　• 协助排便,撤去橡胶单、治疗巾。 6. 安置病人,开窗通风。(2分) 7. 终末处理。(2分) 8. 记录。(2分)

注意事项（5分）	1. 正确选用灌肠溶液,掌握溶液的温度、浓度、量。肝昏迷病人禁用肥皂液灌肠;充血性心力衰竭和水钠潴留病人禁用生理盐水灌肠;降温用 28～32℃、中暑用 4℃等渗盐水灌肠,保留 30 分钟后排出,排便后 30 分钟测体温并记录。 2. 插管动作轻柔,避免损伤肠黏膜。 3. 保持一定灌注压力和速度。灌肠中,病人感觉腹胀或有便意,嘱病人张口深呼吸,以放松腹部肌肉,并降低灌肠筒的高度或减慢流速;如液面不降,可转动肛管;如出现脉速、面色苍白、出冷汗、剧烈腹痛、心慌气急等应立即停止灌肠,给予处理。 4. 灌肠禁忌证:急腹症、消化道出血、妊娠、严重心血管疾病。
评价（15分）	1. 执行查对制度,无差错。 2. 关心病人,注意病人保暖,维护病人隐私。 3. 病人配合操作,达到治疗目的。

3. 肛管排气法

目的(5分)	排出肠腔积气,减轻腹胀。
评估（10分）	1. 病人的病情、意识状态、生命体征、腹胀及肛周皮肤黏膜情况。 2. 根据病人的心理状况及理解程度,讲解操作目的。
准备（5分）	1. 护士:戴手套。 2. 病人:排便,左侧卧位或平卧位。 3. 环境:关闭门窗,调节室温,屏风遮挡;盛水 3/4 的无色玻璃瓶系于床旁。 4. 用物:治疗盘内放治疗碗、肛管、玻璃接管、橡胶管、弯盘、卫生纸、石蜡油、棉签、胶布、别针。
流程（60分）	1. 插管前准备:(14分) • 脱裤露臀; • 连接肛管与橡胶管,橡胶管另一端插入水中。 2. 插管:(15分) • 润滑肛管; • 显露肛门,插管 15～18 cm,固定。 3. 保留肛管不超过 20 分钟,观察病人及排气情况。（20分）

流程 （60分）	4. 拔管。（5分） 5. 安置病人，开窗通风。（2分） 6. 终末处理。（2分） 7. 记录。（2分）
注意事项 （5分）	1. 橡胶管长度应足够长，便于病人更换体位。 2. 如排气不畅，可顺时针按摩腹部或帮助病人更换体位，促进排气。 3. 肛管保留时间不宜过长，如病情需要，2～3 小时后可再次肛管排气。
评价 （15分）	1. 执行查对制度。 2. 病人感觉腹胀减轻。 3. 注意病人保暖，维护病人隐私。

（董玲）

第十四节　病人搬运

1. 轮椅运送法

目的(5分)	护送不能行走的病人。
评估 (10分)	1. 病人病情、治疗、肢体活动情况,有无下肢溃疡、浮肿。 2. 病人的合作程度并做好解释。 3. 轮椅各部件的性能是否良好。
准备(5分)	轮椅,根据季节备保暖用品,必要时备软枕。
流程 (60分)	1. 协助病人下床:(5分) 　• 轮椅背与床尾平齐,面向床头; 　• 固定刹车; 　• 翻起脚踏板; 　• 需用毛毯时,将毛毯平铺在轮椅上,使毛毯上端高过病人肩部约15 cm; 　• 扶病人坐起,穿衣,穿鞋。 2. 安置病人坐轮椅:(20分) 　• 协助病人坐入轮椅中,扶住椅子的扶手,尽量往后坐并靠椅背; 　• 翻下脚踏板,脱鞋后让病人双脚置于其上(必要时垫软枕)。 3. 包裹保暖。(5分) 4. 鞋子装入椅背袋内。(5分) 5. 整理床单元成暂空床。(5分) 6. 推病人去目的地。(10分) 7. 协助病人下轮椅:(10分) 　• 将轮椅推至床尾,制动,翻起脚踏板; 　• 协助病人上床,安置好病人。 8. 终末处理。
注意事项 (5分)	1. 经常检查轮椅,保持各部件完好,随时取用。 2. 推轮椅下坡时速度要慢,妥善安置病人体位,保证安全。 3. 病人如有下肢浮肿、溃疡或关节疼痛,可在轮椅脚踏板上垫一软枕。 4. 注意观察病人面色和脉搏,有无疲劳、头晕等不适。

评价 (15分)	1. 搬运安全、顺利,病人主动配合。 2. 病人舒适,及时发现病情变化。

(方军)

2. 平车运送法

目的(5分)	运送不能行走的病人。
评估 (10分)	1. 病人的病情、治疗、体重与躯体活动能力。 2. 病人的合作程度并做好解释。 3. 平车的性能。
准备 (5分)	用物:平车(上置以被单和橡胶单包好的垫子和枕头),带套的毛毯或棉被,必要时备氧气袋、输液架、木板和中单。
流程 (60分)	1. 移开床旁椅。(5分) 2. 将各种导管妥善放置,避免移动中滑脱。(5分) 3. 过床器移动病人:(30分) 　· 平车移至床边,紧靠,调整平车高度与床同高或稍低; 　· 病人平移至床侧,靠近平车; 　· 向对侧翻转,将过床器边缘部分插入患者身下; 　· 移动病人,让其滑动至平车中央; 　· 撤去过床器,安置病人于合适、安全的卧位。 4. 重新检查各种导管。(5分) 5. 盖好盖被。(5分) 6. 整理床位。(5分) 7. 松开平车刹车,推至指定地点。(5分)
注意事项 (5分)	1. 搬运病人时妥善安置导管,避免脱落、受压或液体逆流。 2. 搬运过程中注意节力原则。 3. 上、下坡时病人保持头高位,以减少不适。 4. 搬运过程中注意观察病情变化,颅脑损伤、颌面部外伤及昏迷的病人,应将头偏向一侧。
评价 (15分)	1. 搬运轻、稳、准确,病人安全、舒适、无损伤。 2. 病人的持续性治疗未受影响。

(冯小芹、方军)

第十五节　女病人导尿

目的 （5分）	1. 为尿潴留病人引流出尿液。 2. 协助临床诊断和治疗。 3. 病情需要保留导尿。
评估 （10分）	1. 病人的病情、治疗、膀胱充盈度、会阴部情况及自理能力。 2. 病人的心理状态，并做好解释。
准备 （5分）	1. 护士：洗手，戴口罩，查对、确认病人。 2. 病人：清洗会阴。 3. 环境：关闭门窗，必要时遮挡病人。 4. 用物：治疗盘内备无菌导尿包（内装治疗碗和弯盘、导尿管、小药杯、内盛棉球、血管钳、镊子、润滑油棉球、标本瓶、洞巾）、治疗碗（内盛消毒液棉球、血管钳或镊子）、弯盘、手套或指套、无菌手套、无菌持物钳和容器、消毒溶液、尿袋、胶布、生理盐水，另备小橡胶单和治疗巾、浴巾、便盆及便盆布。
流程 （60分）	1. 消毒外阴：（10分） 　• 充分暴露外阴； 　• 橡胶单、治疗巾垫于臀下； 　• 戴上手套或指套； 　• 用消毒液棉球分别擦洗以下部位，顺序为：阴阜、对侧大阴唇、近侧大阴唇、对侧小阴唇、近侧小阴唇、尿道口、阴道口、肛门。 2. 插管前：（10分） 　• 导尿包置于病人两腿间打开； 　• 倒消毒液于小药杯内； 　• 戴无菌手套，铺洞巾； 　• 若为气囊导尿管，注入 3～30 ml 生理盐水试充气囊，确保气囊无渗漏再抽出所有生理盐水； 　• 润滑导尿管前端，血管钳夹持导尿管置于治疗碗内。 3. 消毒尿道口：（5分） 　• 夹取小药杯内棉球消毒尿道口→对侧小阴唇→近侧小阴唇→尿道口。 4. 插尿管：（10分） 　• 一手暴露尿道口，一手持血管钳夹持尿管轻轻插入尿道 4～6 cm；

流程 (60分)	· 见尿液流出再插入 1 cm; · 用无菌治疗碗接取尿液。 5. 必要时留取尿标本。(2分) 6. 保留导尿:固定导尿管(若为气囊导尿管,见尿后并确认气囊部分已进入膀胱,再插入 2～3 cm,根据导尿管上注明的气囊容积向气囊内注入等量的生理盐水,向外轻拉导尿管使之固定在尿道内口)。(8分) 7. 拔管。(2分) 8. 安置病人。(5分) 9. 终末处理。(5分) 10. 记录。(3分)
注意事项 (5分)	1. 膀胱高度膨胀者第一次导尿量不应超过 1000 ml,以防腹压突然下降引起虚脱,膀胱黏膜充血,发生血尿。 2. 留置导尿时须妥善固定,尿管不扭曲,保持通畅,引流管低于膀胱位,保持会阴部清洁。采用间歇夹管方式训练膀胱反射功能,观察尿液情况,鼓励病人多饮水,每周复查尿常规。 3. 拔管后注意观察病人排尿情况。
评价 (15分)	1. 病人和家属了解导尿的目的,情绪稳定,主动配合。 2. 操作达到预期的诊疗目的,病人安全、舒适。 3. 保护病人隐私,操作过程注意保暖。 4. 严格执行无菌操作原则。

（方军）

第十六节　穿、脱隔离衣(传染病隔离)

目的(5分)	保护工作人员和病人,避免交叉感染。
评估 (10分)	1. 病人病情,目前采取的隔离种类及措施。 2. 病人及家属对所患疾病防治知识、消毒隔离知识的了解程度。 3. 隔离衣的大小、长短,有无破损、潮湿,放置的区域。
准备 (5分)	1. 护士:取下手表,洗手,戴口罩,卷袖过肘。 2. 环境:宽敞。 3. 用物:衣架、隔离衣、刷手或泡手设备、操作物品。
流程 (60分)	1. 穿隔离衣:(24分) 　· 手持衣领取下隔离衣,内面向自己; 　· 一手持衣领,另一手伸入袖内穿好衣袖;同法穿好另一衣袖; 　· 扣领扣; 　· 分别将两侧衣边捏住,在身后对齐叠紧; 　· 腰带背后交叉,回到前面打活结。 2. 脱隔离衣:(32分) 　· 松开腰带,在前面打活结; 　· 塞好衣袖,消毒手; 　· 解领口; 　· 一手伸入另一侧衣袖口内,拉衣袖过手; 　· 衣袖遮住的手拉下另一衣袖过手; 　· 双臂退出衣袖; 　· 持衣领对齐衣边。 3. 挂好备用。(4分)
注意事项 (5分)	1. 传染病隔离时,隔离衣外面为污染面,内面为清洁面;保护性隔离时,内面为污染面,外面为清洁面。 2. 穿衣后,在规定的区域内活动。 3. 消毒手时,不能沾湿隔离衣,隔离衣也不能触及其他物品。 4. 隔离衣挂在半污染区或清洁区,清洁面朝外;挂在污染区,污染面朝外。 5. 隔离衣每日更换;如遇潮湿或污染,立即更换。

续表

评价 （15分）	1. 隔离衣未污染环境及清洁物品。 2. 衣领及清洁面未被污染。 3. 隔离衣保持干燥。 4. 挂隔离衣备用时衣边对齐，如内面朝外衣袖不能露出。

（董玲）

第十七节　吸　痰

目的(5分)	清除呼吸道分泌物,保持呼吸道通畅。
评估 (10分)	1. 病人的病情、治疗、呼吸情况,听诊有无痰鸣音。 2. 口、鼻腔黏膜是否正常,有无鼻中隔弯曲,是否有义齿。 3. 病人的合作程度,并解释操作目的。 4. 负压吸引器的性能、电源电压与吸引器的电压是否相吻合。
准备 (5分)	1. 护士:洗手,戴口罩、手套,查对、确认病人。 2. 用物:电动吸引器或中心吸引器;治疗盘内备无菌碗或盖罐(一只盛无菌等渗盐水,一只盛吸痰管数根)、弯盘、镊子、纱布、压舌板、电筒、棉签、口腔用药、听诊器,必要时备开口器、舌钳等。
流程 (60分)	1. 吸痰前:(10分) 　•打开吸引器,调节压力(若为中心吸引则安装中心吸引器,调节压力); 　•连接吸痰管并试吸是否通畅; 　•关闭吸引器; 　•检查病人的口腔,取下活动义齿; 　•病人头部转向操作者,昏迷病人协助张口。 2. 吸痰:(30分) 　•阻断负压,吸痰管插入口或鼻腔; 　•左右旋转,向上吸痰; 　•抽吸无菌等渗盐水; 　•同法吸痰数次; 　•观察病人的面色及呼吸情况。 3. 吸痰后:(5分) 　•擦净面部及口、鼻分泌物; 　•观察黏膜有无损伤。 4. 安置病人。(5分) 5. 终末处理。(5分) 6. 记录。(5分)
注意事项 (5分)	1. 吸引器贮液瓶吸出液不要过满,及时倾倒。电动吸引器连续使用不得超过2小时。

注意事项 （5分）	2. 吸痰时间一般不超过 15 秒/次，间隔数秒。 3. 压力调节：成人 300～400 mmHg(0.04～0.053 MPa) 　　　　　小儿：250～300 mmHg(0.033～0.04 MPa) 4. 痰液粘稠者可配合叩击、雾化吸入等方法，以提高吸痰效果。
评价 （15分）	1. 病人和家属理解吸痰的必要性。 2. 病人呼吸道分泌物被及时吸净，气道通畅，缺氧改善。 3. 及时发现病人病情变化。

（方军）

第十八节　洗　胃

目的(5分)	1. 解毒。 2. 减轻胃黏膜水肿。 3. 为某些手术或检查做准备。
评估 (10分)	1. 病人的生命体征、意识状态及瞳孔变化。 2. 病人中毒情况(毒物性质、量、时间、途径等),是否已采取措施(催吐),有无洗胃禁忌证,有无义齿,口鼻腔黏膜情况及口中异味等。 3. 病人对洗胃的心理状态及合作程度,讲解操作目的。
准备 (5分)	1. 病人:取出义齿;昏迷病人取去枕平卧位,头侧向一边;清醒病人取左侧卧位。 2. 环境:宽敞,遮挡病人。 3. 用物:治疗盘内放治疗碗、胃管、无菌镊、压舌板、纱布、弯盘、50ml注射器、听诊器、石蜡油、棉签、橡胶单、治疗巾、胶布、水温计、量杯、电筒,洗胃溶液(25～38℃,按需备量),水桶,洗胃机,必要时备标本容器、开口器、舌钳、牙垫。
流程 (60分)	1. 连接管道,接通电源,检查洗胃机。(10分) 2. 插胃管:(20分) 　·胸前围橡胶单及治疗巾,弯盘就近放置; 　·润滑胃管前端,测量长度; 　·插管; 　·验证胃管在胃内; 　·固定。 3. 洗胃:(20分) 　·连接胃管和洗胃机; 　·开动机器,进行洗胃,先吸再冲; 　·观察病人、洗出液及进出液量; 　·洗至洗出液澄清、无异味; 4. 拔管。(4分) 5. 安置病人。(2分) 6. 终末处理。(2分) 7. 记录。(2分)

注意事项 (5分)	1. 插管时,避免误入气管。 2. 当中毒物质不明时,洗胃液选择温开水或等渗盐水;吸或抽出的胃内容物送检;毒物性质明确后采用高效解毒剂洗胃。 3. 幽门梗阻病人洗胃宜在饭后 4～6 小时或空腹进行;并记录胃内潴留量。吞服强腐蚀性毒物者禁忌洗胃,可给予药物或物理性拮抗剂,如牛奶、豆浆、蛋清、米汤等。 4. 洗胃过程中,密切观察病人面色、脉搏、呼吸、血压及洗出液的性质、颜色、气味、量。发现异常,立即停止,进行处理。 5. 洗胃禁忌证:强腐蚀性毒物中毒、肝硬化伴食管胃底静脉曲张、近期内有上消化道出血及穿孔病人。上消化道溃疡、胃癌等不宜洗胃。 6. 洗胃并发症:急性胃扩张、胃穿孔、水电解质紊乱、酸碱平衡失调、窒息、反射性心脏骤停等。
评价 (15分)	1. 病人配合,未出现并发症。 2. 洗胃效果好。

（董玲）

第十九节 尸体料理

目的 (5分)	1. 维持良好的尸体外观,易于辨认。 2. 安慰家属,减轻哀痛。
评估 (10分)	1. 病人诊断、死亡原因及时间。 2. 尸体清洁程度,有无伤口、引流管等。 3. 死者的宗教信仰、死者家属的要求及对死亡的态度。
准备 (5分)	1. 护士:戴口罩、手套,穿隔离衣。 2. 病人:置于平卧位,头下垫一枕,撤去盖被,留一大单或被套遮盖。 3. 环境:遮挡病人。 4. 用物:尸体鉴别卡、尸单、血管钳、不脱脂棉花少许、绷带、纱布、剪刀、弯盘、棉签、胶布、别针,必要时备擦洗用具、湿棉花。
流程 (60分)	1. 洗脸,闭合眼睑,有假牙者代为装上。(5分) 2. 棉花球塞口、鼻、耳、肛门、阴道。(5分) 3. 擦洗全身:(20分) 　·伤口更换敷料; 　·擦净痕迹; 　·擦洗全身,更衣,梳发。 4. 必要时用四头带托起下颌。(2分) 5. 尸体鉴别卡别于衣服上或手腕部。(2分) 6. 尸单覆盖尸体。(3分) 7. 整理病人遗物交家属。(3分) 8. 终末处理。(10分) 9. 记录。(10分)
注意事项 (5分)	1. 尸体料理应在确认病人死亡、医师开具死亡诊断书后尽快进行。既可防止尸体僵硬,也可避免对其他病人产生不良影响。 2. 传染病病人的尸体按规定处理。
评价 (15分)	1. 尸体整洁,姿势良好,易于辨认。 2. 尊重死者,安慰家属,安置好同室病人。

（方军）

第二十节　保护带的应用

目的 (5分)	对不合作或自伤、伤人的病人限制其身体或肢体活动。确保病人安全,保证治疗、护理顺利进行。
评估 (10分)	1. 病人的病情、治疗及肢体活动情况。 2. 病人有无骨质疏松史或引起骨质疏松的危险因素。 3. 病人及家属对保护带的作用及使用方法的了解和配合程度并做好解释。
准备(5分)	用物:棉垫数块、保护带。
流程 (60分)	1. 约束肢体:(20分) 　· 棉垫包裹手腕或踝部; 　· 将保护带打成双套结套在棉垫外,稍拉紧,使之不脱出; 　· 将保护带系于床沿。 2. 约束肩部:(30分) 　· 病人双侧腋下垫棉垫; 　· 保护带置于病人肩下; 　· 双侧分别穿过病人腋下及背后的保护带,在背部两侧交叉后分别固定于床头。 3. 记录。(10分)
注意事项 (5分)	1. 严格掌握应用指征,注意维护病人自尊。 2. 保护带只能短期使用,定时松解并协助病人翻身。 3. 使用时肢体处于功能位,松紧适宜。密切观察约束部位的皮肤颜色,必要时进行局部按摩。
评价 (15分)	1. 病人或家属理解使用保护带的重要性、安全性,同意使用并配合。 2. 病人处于安全保护之中,无血液循环不良、皮肤破损或骨折。

（方军）

第二十一节　心肺复苏（成人）

目的 （5分）	对因各种原因引起呼吸、心跳停止的病人进行抢救,保证重要脏器血氧供应,尽快恢复心跳、呼吸。
评估 （10分）	1. 病人心跳、呼吸。 2. 口、咽、鼻有无分泌物、异物。
准备（5分）	视环境条件备:听诊器、血压计、心脏按压板、纱布、除颤仪。
流程 （60分）	1. 呼救,同时使病人仰卧于硬板床上,去枕头后仰,解开衣领及裤带。（5分） 2. 心前区叩击2次。（5分） 3. 开放气道:（10分） 　·清除口腔、气道内分泌物或异物,有义牙取下; 　·手法开放气道:仰面抬颔法、仰面抬颈法、托下颔法。 4. 人工呼吸:（15分） 　·抢救者用手捏住病人鼻孔,深吸一口气,屏气,双唇包住病人口部(不留空隙),用力吹气,观察胸部上抬,吹气毕,松开口鼻; 　·频率:14～16次/分。 5. 胸外心脏按压:（15分） 　·按压部位:胸骨中、下1/3交界处; 　·按压手法:抢救者位于病人一侧,左手掌根部置于病人按压部位,右手掌压在左手背上,双肘关节伸直,利用身体重量,垂直向下用力按压; 　·按压深度:胸骨下陷4～5 cm; 　·按压频率:80～100次/分。 6. 人工呼吸与胸外心脏按压同时进行,比例为单人操作2:15,双人操作1:5。（5分） 7. 观察心、肺复苏是否有效。（5分）
注意事项 （5分）	1. 人工呼吸前需保持气道通畅,吹气时防止气体从口鼻逸出,吹气时间约占每次同期的1/3。 2. 胸外心脏按压部位要准确,压力要适当,过轻则无效,过重易造成损伤。 3. 操作中途换人应在心脏按压、吹气间隙进行,不得使抢救中断时间超过5～7秒。

续表

评价 （15分）	1. 抢救及时,动作准确。 2. 人工呼吸与心脏按压指标显示有效。

（田金萍）

第二章　专科护理基本操作

第一节　呼吸机的使用

目的 （5分）	1. 改善氧合。 2. 改善通气。 3. 减少呼吸作功。
评估 （10分）	1. 病人的年龄、体重、病情。 2. 病人的心理状态及合作程度,解释操作目的、可能带来的不适等。 3. 呼吸机的性能。 4. 病室内有无中心供氧和中心供（空）气,氧气及空气管道的接头是否配套。电源及电源插座是否与呼吸机上的电源插头吻合。呼吸机管道接头是否与人工气道接头相吻合。
准备 （5分）	1. 护士:洗手,戴口罩。 2. 病人:已经建立人工气道。 3. 环境:整洁,有电源及插座。 4. 用物:呼吸机、消毒好的管路、湿化器、滤纸、无菌蒸馏水、50 ml注射器、模拟肺、简易呼吸器、连接管、听诊器、氧气筒、氧气减压表（或流量表）、扳手、电源转换器、记录单等。
流程 （60分）	1. 将用物携至床旁,向病人解释。（5分） 2. 使用呼吸机前准备:（10分） 　• 正确安装湿化滤纸,连接呼吸机管道各部件,连接模拟肺; 　• 连接电源、氧源、压缩空气（或开压缩机开关）,确保气源压力在规定范围; 　• 开启呼吸机主机开关及显示器开关; 　• 按检测程序进行检测; 　• 如检测通过,调至待机状态。向湿化器内加无菌蒸馏水至刻度。 3. 使用呼吸机:（30分） 　• 遵医嘱调节呼吸机参数:通气模式、潮气量、呼吸频率、吸入氧

流程 (60分)	浓度、触发灵敏度等; 　・再次向病人解释,检查病人的人工气道情况(气囊是否充气); 　・取下模拟肺,将呼吸机与病人的人工气道相连; 　・听诊两肺呼吸音,检查通气效果,监测有关参数; 　・打开湿化器电源开关,调节湿化器温度; 　・设定有关参数的报警限,打开报警系统; 　・记录有关参数; 　・观察病人的脉搏、血氧饱和度、呼吸同步情况,必要时吸痰或遵医嘱应用镇静剂; 　・30分钟后做血气分析,遵医嘱调整有关参数,记录。 4. 停用呼吸机:(10分) 　・遵医嘱检查病人是否符合脱机指征; 　・做好解释和指导; 　・准备好合适的给氧装置,充分吸痰,妥善处理病人气道,撤去呼吸机,调至待机状态; 　・观察病人病情,确认病情平稳; 　・先关湿化器开关、呼吸机显示器和主机开关,再关空压机和关氧气,最后切断电源; 　・安置病人; 　・记录。 5. 终末处理:(5分) 　・确认病人短时间内不再需要使用呼吸机后,消毒呼吸机管路; 　・分离管道、湿化罐,倒去湿化罐内湿化液,去除滤纸,将管道和湿化罐浸泡于消毒液中; 　・消毒完毕,及时捞出,用无菌水冲洗干净后晾干,安装好使之处于备用状态。
注意事项 (5分)	1. 使用呼吸机期间,病人床旁应备有简易呼吸器、吸引器、吸氧装置,并且性能良好。 2. 使用呼吸机期间,应严密观察生命体征的变化,加强气道的管理,保持呼吸道通畅,遵医嘱定时做血气分析,防止机械通气并发症的发生。 3. 及时正确处理呼吸机报警。 4. 加强呼吸机的管理:调节呼吸机悬背(支架)或给病人翻身时,应妥善固定好人工气道,防止因管道牵拉造成气管插管或套管脱出,

注意事项 （5分）	导致病人窒息；长期使用呼吸机的病人，应每日更换湿化液，每周更换呼吸机管道或按医院感染管理规范执行；呼吸机上的过滤网应每天清洗；及时添加湿化罐内蒸馏水，使之保持在所需刻度处；保持集水杯在管道的最低位，及时倾倒集水杯和管道内的冷凝水。
评价 （15分）	1. 病人理解使用呼吸机的目的，并能很好配合。 2. 病人的呼吸道通畅。 3. 病人自主呼吸与机械通气同步，无人机对抗。 4. 病人达到呼吸机应用的目的，呼吸功能改善，血气分析结果满意。 5. 病人安全，无气胸等机械通气并发症发生。

第二节 心电监护仪的使用

目的 (5分)	1. 监测病人的生命体征。 2. 为评估病情及治疗、护理提供依据。
评估 (10分)	1. 病人的年龄、病情、生命体征、皮肤情况。 2. 病人的心理状态及合作程度,并解释目的、注意事项。 3. 是否有使用监护仪的指征和适应证;所需监测的项目。 4. 监护仪的性能。
准备 (5分)	1. 护士:洗手,戴口罩。 2. 病人:皮肤准备,体位舒适。 3. 环境:整洁,有电源及插座。 4. 用物:心电监护仪及模块、导联线、配套血压计袖带、SpO_2 传感器、电源转换器、电极片、75％乙醇棉球、监护记录单等。

流程
(60分)
	1. 核对病人,解释目的。(5分)
	2. 安置舒适体位。(5分)
	3. 连接监护仪电源,打开主机开关。(5分)
	4. 无创血压监测:(5分)
	  • 选择合适的部位,绑血压计袖带;
	  • 按测量键(NIBP—START);
	  • 设定测量间隔时间(TIME INTERVAL)。
	5. 心电监测:(10分)
	  • 暴露胸部,正确定位(必要时放置电极片处用75％乙醇清洁),粘贴电极片;
	  • 连接心电导联线;
	  • 选择 P、QRS、T 波显示较清晰的导联;
	  • 调节振幅。
	6. SpO_2 监测:(5分)
	  • 将 SpO_2 传感器安放在病人身体的合适部位。
	7. 其他监测:呼吸、体温等。(2分)
	8. 根据病人情况,设定各报警限(ALARM),打开报警系统。(10分)
	9. 调至主屏。监测异常心电图并记录。(3分)

流程 （60分）	10. 停止监护：（5分） · 向病人解释； · 关闭监护仪； · 撤除导联线及电极、血压计袖带等； · 清洁皮肤，安置病人。 11. 终末处理。（5分）
注意事项 （5分）	1. 正确安放电极位置： （1）三电极（综合Ⅱ导联） · 负极（红）：右锁骨中点下缘； · 正极（黄）：左腋前线第四肋间； · 接地电极（黑）：剑突下偏右。 （2）五电极 · 右上（RA）：胸骨右缘锁骨中线第一肋间； · 左上（LA）：胸骨左缘锁骨中线第一肋间； · 右下（RL）：右锁骨中线剑突水平处； · 左下（LL）：左锁骨中线剑突水平处； · 胸导（C）：胸骨左缘第四肋间。 2. 定期更换电极片安放位置，防止皮肤过敏和破溃。 3. 报警系统应始终保持打开，出现报警应及时正确处理。 4. 安放监护电极时，必须留出一定范围的心前区，以不影响在除颤时放置电极板。 5. 对需要频繁测量血压的病人应定时松解袖带片刻，以减少因频繁充气对肢体血液循环造成的影响和不适感。必要时应更换测量部位。
评价 （15分）	1. 病人能说出使用监护仪的目的，并能接受。 2. 病人感觉安全：未因报警音量等影响睡眠、引起恐惧。 3. 使用监护仪期间，病人的心律失常能及时被发现和处理。 4. 病人的血压控制在正常范围。 5. 呼吸异常能及时发现和处理。 6. 报警开关始终保持开启状态。 7. 各波形显示良好，无干扰波形。 8. 病人皮肤保持完整，无破溃。

第三节　电除颤

目的(5分)	通过电除颤,纠正、治疗心律失常,恢复窦性心律。
评估 (10分)	1.病人的年龄、体重、心律失常类型、意识状态。 2.除颤器的性能及蓄电池充电情况。
准备 (5分)	1.病人:去枕平卧于硬板床。 2.环境:整洁,安全,有电源、电插座及吸氧、吸痰装置。 3.用物:除颤器、导电胶、心电监测导联线及电极、抢救车、乙醇纱布等。
流程 (60分)	1.备齐用物至床旁,打开电源。(5分) 2.暴露病人胸部,必要时建立心电监护。(2分) 3.判断病人心律失常类型。(2分) 4.电极板均匀涂抹导电胶。(5分) 5.选择合适的能量(成人首次200 J,第2次200～300 J,第3次360 J)。(10分) 6.充电:(10分) 　·放置电极板于合适位置(胸骨右缘第二肋间—心尖部); 　·大声嘱其他人员离开病人、病床。 7.两手同时按下两个电极板上的放电键。(5分) 8.观察病人的心电图改变。(5分) 9.如果室颤/室扑(无脉性室速)持续出现,立即重新充电,重复步骤。(5分) 10.操作完毕,将能量开关回复至零位。(2分) 11.清洁皮肤,安置病人。(2分) 12.监测心率、心律,并遵医嘱用药。(2分) 13.记录。(3分) 14.终末处理。(2分)
注意事项 (5分)	1.定时检查除颤器性能,及时充电。 2.导电胶涂抹要均匀,防止皮肤灼伤。 3.放电除颤时,注意病人和其他人、物绝缘。 4.儿童能量选择:首次2 J/kg,第2次2～4 J/kg,第3次4 J/kg。

续表

注意事项 （5分）	5. 对于能明确区分 QRS 和 T 波的室速,应进行同步电复律;无法区分者,采用非同步电除颤。 6. 同步电复律通常遵医嘱选择稍低的起始能量,选择能量前应按下"同步"键。
评价 （15分）	1. 病人的心律失常得到及时发现和有效控制。 2. 根据病人个体情况正确调节能量。 3. 病人安全,无皮肤灼伤等并发症发生。

第四节　输液泵的使用

目的 (5分)	1. 控制静脉输液的速度或量。 2. 药物剂量精确,均匀、持续输入体内,产生最理想的效果。 3. 避免药物浓度波动过大而产生副作用。
评估 (10分)	1. 病人的病情、年龄、体重、治疗概况、血管情况。 2. 病人的心理状态,并解释使用输液泵的目的。 3. 输液泵的性能、电源插头是否与病室内电源插座相吻合。
准备 (5分)	1. 护士:洗手,戴口罩。 2. 病人:了解治疗目的,并已排尿,做好准备。 3. 环境:整洁,有电源及插座。 4. 用物:输液泵及电源转换器、专用输液器、输液架、拟输入溶液(遵医嘱)、瓶套,必要时备静脉输液用物。
流程 (60分)	1. 检查输液泵,固定输液泵于输液架上。(5分) 2. 备齐用物至床旁,三查七对并解释。(5分) 3. 将拟输入溶液开启消毒后,插入专用输液器,排气,检查有无气泡。关闭专用输液器上调节器(如无静脉输液通路,则依照静脉输液法重新建立)。(5分) 4. 按照输液泵操作指南正确安装专用输液器。(10分) 5. 正确调节、使用输液泵:(20分) 　• 设定输入容量、速度; 　• 再次检查有无气泡; 　• 连接病人的静脉通路; 　• 打开专用输液器上调节器; 　• 按输液泵启动键(START),观察通畅情况; 　• 若出现报警声,针对原因处理后,再按启动键。 6. 安置病人,交待注意事项。(5分) 7. 记录。(5分) 8. 停用输液泵。(5分) 　• 先关机,必要时拔针; 　• 安置病人; 　• 终末处理; 　• 输液泵擦拭备用,充电。

注意事项 （5分）	1. 熟悉报警信号，并能正确、快速地排除。 2. 输液时应加强巡回，密切观察穿刺部位，及时排除异常情况。 3. 输液泵不用时应注意充电。
评价 （15分）	1. 病人能了解使用输液泵的目的，并能配合。 2. 病人输液时输液泵出现的报警能得到及时、正确处理。 3. 病人安全，达到治疗目的，输液处无渗漏发生。

第五节　注射泵的使用

目的 (5分)	1. 精确输注血管活性药物,调节血压、心率,维护循环功能。 2. 输注镇静、镇痛等药物,微量给药,流速均匀,以维持药物最佳有效浓度。
评估 (10分)	1. 病人的病情、年龄、体重、治疗概况、血管情况。 2. 病人的心理状态,并解释使用微量注射泵的目的。 3. 微量注射泵的性能、电源插头是否与病室内电源插座吻合。
准备 (5分)	1. 护士:洗手,戴口罩。 2. 病人:了解治疗目的,并做好准备。 3. 环境:整洁,有电源及插座。 4. 用物:微量注射泵及电源线、专用延长管、输液架、50 ml(或20 ml)注射器及抽取的拟输入药液(遵医嘱),必要时备静脉输液用物。
流程 (60分)	1. 使用微量注射泵前:(20分) 　• 检查微量注射泵及其专用延长管; 　• 备齐用物至床旁,三查七对并解释; 　• 固定微量注射泵于输液架上或床架上; 　• 将微量注射泵接上电源,打开电源开关; 　• 将抽取药液的注射器连接延长管,排去空气,检查有无气泡; 　• 将注射器正确安装入注射器座中; 　• 将输注执行单贴于微量注射泵上或标于注射器上。 2. 正确调节、使用微量注射泵:(30分) 　• 设定输注速率等参数; 　• 再次检查有无气泡; 　• 将延长管与病人的静脉通路连接(如无静脉输液通路,则依照静脉输液法重新建立); 　• 按微量注射泵启动键(START),观察通畅情况; 　• 观察病人的生命体征及反应,必要时重新调整输注速率; 　• 若出现报警声,针对原因处理后,再按启动键; 　• 安置病人,交待注意事项; 　• 记录。 3. 停用微量注射泵:(10分) 　• 按微量注射泵停止键(STOP);

流程 (60分)	・先关机,必要时拔针; ・安置病人; ・终末处理; ・擦拭微量注射泵,充电备用。
注意事项 (5分)	1. 安装注射器时,注射器圈边必须紧靠注射器座。 2. 及时更换药液,保持使用药物的连续性。 3. 每次调整输注速率后,勿忘再按启动键。 4. 熟悉报警信号,并能正确、快速地排除。 5. 输注时应加强巡回,密切观察生命体征及注射部位,及时排除异常情况。 6. 当出现电池低电压(LOW—BATT)报警时,应及时将泵接通交流电源进行充电或关机。
评价 (15分)	1. 病人能了解使用微量注射泵的目的,并能配合。 2. 病人安全:能根据生命体征及病情变化及时调整输注速率,输注处无渗漏发生。 3. 输注时微量注射泵出现的报警能得到及时、正确处理。

（宋燕波）

第六节　备　皮

目的 (5分)	去除手术区毛发和污垢,为手术时皮肤消毒做好准备,以达到预防切口感染的目的。
评估 (10分)	1. 病人的手术方式、皮肤准备的范围,以及病人的病情。 2. 皮肤准备范围内的皮肤完整情况(有无痈、疖)。 3. 病人的心理状态和合作程度。 4. 做好解释:目的、注意事项。
准备 (5分)	1. 护士:洗手,戴口罩、帽子。 2. 病人:理解皮肤准备的意义,并配合操作,注意保暖。 3. 环境:温度适宜,注意保护隐私。 4. 用物:治疗盘内放置剃毛刀、弯盘、治疗碗内盛肥皂液、软毛刷(或滑石粉、脱毛剂)、持物钳、橡胶单、纱布、治疗巾、毛巾、棉签、手电筒;脸盆内盛热水,骨科手术应备软毛刷、70%乙醇、无菌巾、绷带。
流程 (60分)	1. 环境准备:(10分) 　• 调节换药室或病房内的温度; 　• 调节换药室或病房内的照明; 　• 遮挡病人。 2. 皮肤准备:(10分) 　• 再次核对病人; 　• 确认手术方式,以确定皮肤准备的范围; 　• 铺橡胶单和治疗巾; 　• 协助病人摆好体位,充分暴露备皮区域。 3. 剃除毛发:(20分) 　• 用持物钳夹取皂球,蘸取少许热水,涂擦备皮区域,或在肥皂液内加入少量热水,用软毛刷蘸取肥皂液,涂擦备皮区域或用持物钳夹取纱布沾取滑石粉,涂擦备皮区域; 　• 一手用纱布绷紧皮肤,一手持剃毛刀,分区剃净毛发(注意:剃刀与皮肤保持45°,与毛发生长方向顺行,不可逆行剃除毛发,以免损伤毛囊); 　• 或用脱毛剂涂擦备皮区域,作用一定时间; 　• 用手电筒照射,仔细检查是否剃净毛发,以及有无刮破皮肤; 　• 用毛巾浸热水洗去局部毛发、皂液或滑石粉或脱毛剂。

流程 (60分)	4. 清除污垢,修剪指(趾)甲:(10分) 　• 腹部手术者需用棉签清除脐部污垢和油脂,用70%乙醇消毒皮肤; 　• 四肢手术者,入院后应每日温水浸泡手足20分钟; 　• 用肥皂刷洗; 　• 剪去指(趾)甲和已浸软的胼胝。 5. 全身皮肤准备:(5分) 　• 协助病人沐浴,洗手,修剪指(趾)甲; 　• 更换清洁衣服。 6. 记录。(5分)
注意事项 (5分)	1. 剃毛刀符合要求。 2. 剃毛时间不宜距手术时间太长,一般在手术前日或手术日晨进行,急症手术例外。 3. 操作过程中应具有爱伤观念,动作轻柔,熟练,注意病人保暖。
评价 (15分)	1. 病人和家属了解皮肤准备的目的,并愿意配合。 2. 病人安全,皮肤准备清洁、无损伤。

第七节　换　药

目的(5分)	清洁伤口,控制感染,促进愈合。
评估 (10分)	1.病人的病情。 2.伤口局部的情况。 3.病人的心理状态和合作程度。 4.做好解释:目的、注意事项。
准备 (5分)	1.护士:洗手,戴口罩,帽子,必要时穿隔离衣及戴手套。 2.病人:理解换药的意义,消除紧张情绪,配合操作,注意保暖。 3.环境:温度适宜,相对独立,注意保护隐私。 4.用物:无菌碗、器械、消毒棉球、引流物、敷料、污物盘、无菌镊子2～3把。
流程 (60分)	1.环境准备:(5分) 　•调节换药室或病房内的温度; 　•调节换药室或病房内的照明; 　•接病人到换药室,不能走动的病人在床边换药,注意遮挡病人; 　•协助病人选择舒适体位,伤口下置治疗巾,并注意保暖。 2.揭除沾染敷料:(10分) 　•再次核对病人,检查伤口敷料外观情况; 　•由外向内先用手取下外层敷料; 　•内层敷料用镊子取下; 　•内层敷料若与创面粘贴,应用生理盐水浸湿后轻柔除去。 3.清理伤口:(15分) 　•观察伤口; 　•用消毒棉球从伤口中心向周围消毒皮肤; 　•用生理盐水棉球或其他药物棉球沾拭创面; 　•用器械剪除坏死组织、痂皮等; 　•留取标本送细菌培养; 　•观察肉芽组织生长情况。 4.创面用药:(5分) 　•一般创面不用药; 　•感染创面根据细菌培养药敏试验结果酌情用抗生素或用3%过氧化氢溶液冲洗。

流程 （60分）	5. 置引流物：(5分) 　• 根据伤口深度和创面情况置入适宜的引流物。 6. 包扎伤口：(10分) 　• 根据伤口分泌物量，加盖纱布 6~8 层以上； 　• 外用胶布固定或酌情用绷带包扎； 　• 安置病人。 7. 终末处理：(5分) 8. 记录。(5分)
注意事项 （5分）	1. 两把镊子不可混用，一把夹无菌敷料，另一把接触创口敷料。 2. 引流物切勿堵塞创口外口，要保持创口底小口大，不形成死腔或假道而影响创口正常愈合。 3. 肉芽组织有一定的抗感染能力，不需要在创口内应用抗生素。 4. 操作过程中应具有爱伤观念，动作轻柔、熟练，注意病人保暖，保护隐私。 5. 发现伤口异常情况应及时上报医师，进行处理。
评价 （15分）	1. 病人和家属了解换药的目的，消除紧张情绪，并愿意配合。 2. 操作达到预期目的。

（王荣）

第八节　会阴擦洗

目的 (5分)	保持会阴及肛门部清洁,促进病人舒适和会阴伤口愈合,防止泌尿、生殖系统的逆行感染。
评估 (10分)	1. 评估病人病情、会阴部及会阴伤口情况。 2. 解释操作目的、过程及配合方法。
准备 (5分)	1. 护士:戴手套。 2. 病人:病情允许者排空膀胱,取膀胱截石位。 3. 环境:遮挡病人。 4. 用物:尿垫(或橡胶单、治疗巾)、治疗碗、无菌镊子、无菌脱脂棉球、干纱布、弯盘、消毒手套、消毒液或1:5000高锰酸钾溶液。
流程 (60分)	1. 脱对侧裤腿,以毛毯或盖被遮盖保暖。(5分) 2. 臀下垫尿垫或橡胶单、治疗巾,放置治疗碗及弯盘于合适位置。 (10分) 3. 会阴擦洗:(30分) 　• 自上而下、自外向内,初步擦净会阴部的污垢、分泌物和血迹等; 　• 自内向外或以伤口为中心向外擦洗; 　• 擦洗肛周和肛门。 4. 安置病人,整理床单元。(5分) 5. 终末处理。(5分) 6. 记录。(5分)
注意事项 (5分)	1. 两把镊子使用时注意区分清洁、污染,严格执行无菌操作原则。 2. 按擦洗顺序擦洗,必要时可根据病人情况增加擦洗次数,直到擦净,最后用纱布擦干。 3. 擦洗时注意观察会阴部及会阴切口有无红肿、分泌物性质和切口愈合情况。发现异常及时记录并向医师汇报。 4. 注意保暖及保护病人隐私。
评价 (15分)	操作达到预期治疗目的,病人安全、舒适。

(顾平)

第九节　婴儿抚触

目的 （5分）	1. 促进婴儿生理和情感的发育,促进识别、行为运动和社交能力的成熟。 2. 促进失调或缺失的生理功能恢复和建立。 3. 促进疾病康复,减少并发症和后遗症。
评估 （10分）	1. 婴儿全身皮肤完整性,脐带是否脱落,健康状态和行为反应。 2. 父母的文化程度以及对抚触知识的认识和参与程度。
准备 （5分）	1. 护士:取下手表,剪短指甲,清洗并温暖双手;保持愉悦的心情。 2. 婴儿:沐浴后、午睡或就寝前、不太饥饿、不烦躁时进行抚触。 3. 用物:尿片、替换的衣物、大毛巾、无刺激性的抚触油和合适的抚触台。 4. 环境:关闭门窗,调节室温于温暖状态,选择中速、轻柔而有节奏的音乐作背景。
流程 （60分）	1. 抚触前:(10分) 　• 将用物按使用顺序摆放在抚触台上,检查并核对婴儿。 　• 在掌心倒一些抚触油,轻轻摩擦以温暖双手;按需要暴露婴儿身体部位。 2. 抚触的顺序:头面部→胸部→腹部→四肢→手足→背部。(35分) 　• 头面部:两拇指从前额中央向两侧推压滑动,划出一个微笑状。同法抚触眉头、眼窝、人中和下巴;然后双手从前额发际抚向脑后,并停于耳后乳突处,轻轻按压。 　• 胸部:两手分别从胸部的外下侧向对侧的外上侧滑动,并交叉循环。 　• 腹部:用指尖从左下腹向上腹再向右下腹依次按顺时针方向划半圆按摩;并用右手在婴儿的左腹由上往下画一个英文字母"I";然后由左上、右上至右下画一个倒写的"L";再由左下至右下画一个倒写的"U";用关爱的语调向婴儿说"我爱你"。 　• 四肢:双手握住婴儿的胳臂,交替从上到下挤捏扭转至手腕,然后再交替从上到下搓滚至手腕处;同法抚触双下肢。 　• 手足:用两拇指指腹从婴儿脚跟处掌面交叉向脚趾推进,并在确保不受伤的前提下捏拉脚趾各关节;同法抚触手部。 　• 背部:将婴儿翻过身,双手掌平行放于脊椎两侧,由中央向两侧推压滑动,并从背部上段开始移往臀部再回肩部;然后用指尖从颈部向底部迂回轻轻按摩脊柱两侧肌肉。

流程 （60分）	3. 抚触后：（5分） 　·检查全身各部位，根据婴儿情况进行必要护理。 　·穿好衣服，兜好尿布，视情况修剪指甲，更换衣服。 4. 安置婴儿，清理用物并记录。（5分） 5. 终末处理。（5分）
注意事项 （5分）	1. 注意保暖，有明显体温不稳病史的婴儿应在暖箱或暖床中进行。 2. 新生儿抚触时间可稍短些，力度应轻柔些；有神经系统后遗症者时间可长一点，手法可重一点，尤其有瘫痪的肢体可多做。新生儿约10分钟/次，婴儿约20分钟/次。 3. 动作轻柔，有一定力度，手指不离开婴儿；切勿将润滑油直接倒在婴儿皮肤上或接触眼睛。 4. 抚触时应密切观察婴儿反应并及时调整抚触方式和力度；若出现哭闹、肌张力增高、神经质、兴奋性增加、肤色变化或呕吐等，应根据情况停止该部位的或完全停止抚触。 5. 婴儿显得疲累、烦躁或脐带未脱落、皮肤破溃、发热、黄疸、腹泻等身体不适和预防接种48小时以内不宜抚触；不要强迫病儿保持固定姿势。
评价 （15分）	1. 操作达到预期目的。 2. 父母能了解抚触的重要性并能参与和掌握抚触技术。

第十节　新生儿沐浴

目的 （5分）	1. 清洁皮肤,协助皮肤排泄和散热,预防皮肤感染。 2. 促进血液循环,活动肌肉和肢体,使新生儿舒适。 3. 了解并观察全身情况。
评估(10分)	全身、四肢活动以及皮肤完整情况,有无感染。
准备 （5分）	1. 护士:取下手表,洗手,更换洗澡衣。 2. 新生儿:沐浴于喂奶前或喂奶后1小时进行,以防呕吐和溢奶。 3. 用物:磅秤,必要时备床单、被套、枕套。 　沐浴类:尿布及衣被,大毛巾、浴(面)巾、婴儿皂、水温计、浴盆内备2/3温热水或温流动水。 　护理篮:指甲刀、棉签、纱布、弯盘以及脐部、臀部和皮肤护理的用物。 4. 环境:调节室温于温暖状态,关闭门窗,但采光要好,以便对新生儿观察;浴台铺上套好布套的台垫,护理篮置于浴台的一侧。
流程 （60分）	1. 沐浴前:(12分) ・按使用顺序摆放好用物,调试水温(包括流动水)至所需温度。 ・检查新生儿手圈,核对床号、姓名、性别、日龄。 ・在浴台上脱去新生儿衣服,按护理常规测量体重,检查全身情况并记录,然后用大毛巾包裹新生儿全身(保留尿布)。 2. 沐浴:(30分) ・用单层面巾擦眼(由内眦→外),更换面巾部位以同法擦另一眼、耳和脸部(额头→鼻翼→面部→下颏),禁用肥皂;根据情况用棉签清洁鼻孔。 ・抱起新生儿,用左手掌托住头颈部,左拇指与中指分别将新生儿双耳郭折向前方,并轻轻按住,堵住外耳道口,左臂及腋下夹住新生儿臀部及下肢,将头移近盆边,右手搓皂洗头、颈、耳后,然后用清水冲净,擦干头发。 ・解开大毛巾,平铺于浴台上,去掉尿布,以左手掌、指握住新生儿左肩及腋窝处,使头颈部枕于操作者前臂,用右手握住新生儿左大腿,使其臀部位于操作者右手掌上,轻放水中。 ・松开右手,取浴巾湿水或流动水淋湿新生儿全身,擦肥皂,边洗边冲净,依次为颈下、前胸、腋下、腹、手、臂、后颈、背腰、腿、脚、

流程 （60分）	会阴及臀部,然后将新生儿抱起放于大毛巾中,迅速包裹擦干水分。 3. 沐浴后:（10分） 　• 检查全身各部位,根据新生儿情况进行必要的脐部、臀部和皮肤护理,必要时清洁女婴大阴唇及男婴包皮处污垢。 　• 穿好衣服,兜好尿布,视情况修剪指甲。 4. 安置新生儿,清理用物,必要时更换床单元。（3分） 5. 终末处理。（5分）
注意事项 （5分）	1. 注意保暖,动作轻快。 2. 沐浴时注意不污染脐带,勿使水或肥皂沫进入耳、眼内。 3. 头顶部有皮脂结痂时,可涂石蜡油浸润,次日轻轻梳去结痂,再予以洗净。 4. 沐浴过程中注意观察新生儿的精神反应和呼吸等情况。 5. 若新生儿有头皮血肿、颅内出血、Apgar评分5分以下以及病情不稳定者暂不沐浴。 6. 严格执行一人一巾一盆,一用一消毒,不得交叉混用。
评价 （15分）	1. 操作达到预期目的,新生儿安全并得到妥善保暖,皮肤清洁,舒适,安静入睡。 2. 脐部、臀部和皮肤护理正确。

（向小荣）

第十一节 血糖监测

目的(5分)	快速、方便地监测血糖,为控制血糖提供依据。
评估 (10分)	1. 病人的双手手指皮肤的颜色、温度、污染及感染情况。 2. 病人的合作程度。 3. 血糖试纸的有效期,没有裂缝和折痕。 4. 血糖试纸的插口处是否干燥。
准备 (5分)	1. 护士:洗手,戴口罩,向病人做好解释工作。 2. 病人:洗手。 3. 环境:清洁、安静。 4. 用物:血糖监测仪、匹配的血糖试纸、穿刺针、乙醇棉签、干棉球。
流程 (60分)	1. 核对病人床号、姓名。(5分) 2. 根据要求把采血针头装入采血笔备用。(3分) 3. 打开血糖仪,屏幕上即显示出一个号码,调试该号码与将要使用的试纸瓶上的号码完全一致。(10分) 4. 当屏幕上闪现插入试纸提示时,可轻轻插入试纸。(2分) 5. 采血:(20分) 　·消毒手指,待消毒液完全蒸发; 　·将采血笔固定在手指欲采血部位(采血笔在手指上压得愈重,则采血针将刺得愈深),按下中间钮; 　·轻轻挤压手指,把一大滴血滴入试纸测试孔,测试孔应全部被血滴充满;(注意:在第一次滴血后,勿再次把血滴入测试孔) 　·足够量的血正确滴入后,不要涂抹、移动试纸,等待屏幕上显示血糖的测定值。 6. 把血糖结果记录在护理记录单上。(5分) 7. 从血糖仪中取下用过的试纸,关闭血糖仪。(5分) 8. 把用过的针头放入物品收集器中。(5分) 9. 物归原处,洗手。(5分)
注意事项 (5分)	1. 当仪器出现 NOT ENOUGH BLOOD RETEST,表示血量太少或未能在正确位置。此时需要用一片新的试纸重新测试。 2. 手不要接触测试孔,瓶装试纸应盖紧盖。
评价 (15分)	测试结果与病情是否相符合。

(陈湘玉)

第十二节　滴眼药

目的(5分)	用于预防、治疗眼部疾病;散瞳、缩瞳,表面麻醉等。
评估 (10分)	1. 病人的病情、治疗、眼部状况等。 2. 病人的合作程度,并解释操作目的。
准备 (5分)	1. 护士:洗手,戴口罩,查对滴眼药及眼别,确认病人。 2. 病人:取坐位或仰卧位,头稍向后仰并向患侧倾斜。 3. 用物:治疗盘内盛眼药水、滴管、棉签、棉球及弯盘。
流程 (60分)	1. 滴药前:(10分) 　·用消毒棉签擦去眼部分泌物; 　·用左手示指或棉签拉开病人下睑。 2. 滴药:(20分) 　·右手持滴管或眼药水将药液点入下穹隆结膜囊内; 　·用手指将上睑轻轻提起。 3. 滴药后:(10分) 　·病人闭眼1~2分钟。 4. 安置病人。(10分) 5. 终末处理。(10分)
注意事项 (5分)	1. 点阿托品类剧毒药品时,应压迫内泪囊部2~3分钟,小儿尤应注意。 2. 滴药时滴管向下,勿触及睑缘和睫毛,勿压迫眼球。 3. 眼药如为混悬液,应摇匀后用。
评价 (15分)	1. 病人或家属能说出滴眼药的必要性并能主动配合。 2. 达到预期目的。 3. 病人安全,眼部未发生机械性损伤。

（王如华）

第十三节　口腔常用调拌材料操作

1. 根管糊剂调拌法

目的(5分)	用根管充填剂将根管堵塞、封闭,防止再感染以及促进根尖周病变愈合。
评估 (10分)	1. 病人的患牙部位及治疗情况。 2. 病人对操作的目的、过程及配合方法的掌握情况。 3. 病人的心理状态及合作程度。
准备 (5分)	1. 护士:洗手,戴口罩。 2. 病人:取舒适位,围好口围。 3. 环境:整洁,温度适宜。 4. 用物: 治疗车上:根管充填粉和液、碘仿、牙胶尖、2%碘酊、75%乙醇;消毒干燥的玻璃调和板及粘固粉调刀、吸唾器、酒精灯、火柴。 治疗器械盘内:口镜、镊子、探针、无菌棉花及纸捻、口杯、纸巾、光滑髓针(扩大针或侧压针)、剔刮器等。
流程 (60分)	1. 准备调拌材料:(5分) 　·备齐用物,推治疗车至椅位旁; 　·取适量根管充填粉和液(可加入少量碘仿),分别放置在玻璃调和板上。 2. 调拌材料:(30分) 　·用调刀将根管充填粉分成2份; 　·将碘仿与根管充填液充分研磨后,加入1份根管充填粉,按同一方向用旋转推开法调匀; 　·将剩余的1份根管充填粉分次少量徐徐加入,调匀至稠糊状。 3. 充填材料的配合:(15分) 　·待医师处理完根管后,协助医师做好治疗部位隔湿、消毒工作; 　·将调制好的根管糊剂及牙胶尖递给医师取用; 　·待医师根管充填完毕,点燃酒精灯,将剔刮器一头烧热递给医师,医师将多余牙胶尖去除。 4. 安置病人:(5分) 　·待医生窝洞垫底或永久性充填完后将椅子复位;

流程 （60分）	· 向病人交待术后注意事项并嘱病人妥善保存好病历及 X 光片等资料。 5. 终末处理。（5分）
注意事项 （5分）	1. 如病人有活动义齿，应取下放入漱口杯；如有眼镜，取下妥善放置。 2. 调和板、调刀应干燥、无菌。 3. 调制材料应在 30～60 秒内完成。 4. 操作过程中遵循无菌操作原则。
评价 （15分）	1. 病人能说出根管治疗的目的、过程并能主动配合。 2. 准备充分，目的明确。 3. 材料比例准确，所调材料达到质量要求。

2. 玻璃离子粘固剂调拌法

目的 （5分）	1. 用于窝洞充填。 2. 粘接固定修复体或带环等。
评估 （10分）	1. 病人的患牙部位及患牙治疗情况。 2. 病人对操作的目的、过程及配合方法的掌握情况。 3. 病人的心理状态及合作程度。
准备 （5分）	1. 护士：洗手，戴口罩。 2. 病人：协助医师做好治疗部位隔湿工作。 3. 环境：整洁，温度适宜。 4. 用物：治疗车上备玻璃离子水门汀粉和液、调拌纸、塑料调刀、匙子、充填器等。
流程 （60分）	1. 准备调拌材料：（5分） · 备齐用物，推治疗车至椅位旁； · 取适量玻璃离子水门汀粉和液分别置于调拌纸上。 2. 调拌材料：（30分） · 将玻璃离子水门汀粉分成 3 份； · 分次将粉混入液体中，用旋转排开法调拌均匀呈拉丝状或面团状。 3. 粘接或充填：（20分） · 粘接：将拉丝状的材料一部分提供给医师冲入根管内或预备牙

流程 (60分)	体上；另一部分用调刀均匀涂抹在修复体上，粘接固定修复体； 或将拉丝状的材料均匀涂抹在带环龈方的内侧面一周，粘接 带环； ·充填：将面团状的材料放在调拌纸上递给医师，作窝洞充填。 4. 终末处理。(5分)
注意事项 (5分)	1. 如病人有活动义齿或戴有眼镜，应取下妥善放置。 2. 调和纸、调刀、修复体、带环均应清洁、干燥。 3. 粉液比适中，参考体积比例充填时约为2:1，粘接时约为1:2。 4. 调拌时将粉分次均匀加入液体中，调刀要紧贴调和板，按同一方 向调拌，以免渗入气泡。 5. 调拌应在30～60秒内完成。
评价 (15分)	1. 病人能说出治疗的目的、过程并能主动配合。 2. 准备充分，目的明确。 3. 材料比例准确，所调材料达到质量要求。

3. 磷酸锌粘固剂调拌法

目的 (5分)	1. 用于暂时充填或窝洞垫底。 2. 粘接固定修复体。
评估 (10分)	1. 病人的患牙部位及治疗情况。 2. 病人对操作的目的、过程及配合方法的掌握情况。 3. 病人的心理状态及合作程度。
准备 (5分)	1. 护士：洗手，戴口罩。 2. 病人：协助医师做好治疗部位隔湿、消毒工作。 3. 环境：整洁，温度适宜。 4. 用物：治疗车上备磷酸锌粘固粉和正磷酸水溶液、消毒干燥的玻璃调和板、不锈钢调刀。
流程 (60分)	1. 准备调拌材料：(5分) ·备齐用物，推治疗车至椅位旁； ·取适量磷酸锌粘固粉和正磷酸水溶液分别置于调和板上，盖好瓶盖(以免液体挥发，粉末潮解)。 2. 调拌材料：(30分) ·用调刀将磷酸锌粘固粉分成2份，首先将1份粉剂加入液体中，

续表

流程 (60分)	按同一方向用旋转推开法调匀; • 将剩余的 1 份粉分次少量徐徐加入,调成稀薄糊状用于粘接修复体,或调匀至稠糊状作暂时充填用,或调匀至面团状作窝洞垫底用。 3. 粘接或充填:(20分) • 见玻璃离子粘固剂调拌法。 4. 终末处理。(5分)
注意事项 (5分)	1. 如病人有活动义齿或戴有眼镜,应取下妥善放置。 2. 调和板、调刀应清洁、干燥。 3. 调制时调刀要紧贴调和板,按同一方向调拌,以免渗入气泡,影响效果。 4. 调拌时,只能将粉逐次加入液体中,而不能加液于粉中。整个调拌过程应在 30～60 秒内完成。 5. 粉液比适中,参考体积比用于暂时充填或窝洞垫底时约为 3∶1,用于粘接固定修复体时约为 2∶3。
评价 (15分)	1. 病人能说出治疗的目的、过程并能主动配合。 2. 准备充分,目的明确。 3. 材料比例准确,所调材料达到质量要求。

4. 藻酸钾印模材料调拌法

目的(5分)	用于牙体缺损、牙列缺失、缺损修复或正畸治疗时取印模。
评估 (10分)	1. 病人的缺牙、修复及口腔卫生情况。 2. 病人对操作的目的、过程及配合方法的掌握情况。 3. 病人的心理状态及合作程度。
准备 (5分)	1. 护士:洗手,戴口罩。 2. 病人:取舒适位,围好口围。 3. 环境:整洁,温度适宜。 4. 用物:治疗车上备藻酸钾印模材料,匙子,量杯,清水,无菌托盘。橡皮碗,石膏调刀。

续表

流程 （60分）	1. 准备印模材料：(5分) 　•备齐用物，推治疗车至椅位旁； 　•取适量藻酸钾印模材料粉放入橡皮碗内； 　•按商品要求的水粉比加入清水。 2. 调拌印模材料：(20分) 　•用调刀将水粉充分混合； 　•将调刀面贴紧橡皮碗内壁，用旋转法或八字法均匀调拌材料至凝胶状。 3. 排气泡：(10分) 　•将调拌好的材料收拢于橡皮碗一侧，用调刀反复挤压排出气泡，使印模材料均匀细腻。 4. 装托盘：(10分) 　•取上颌模型：把调好的印模材料聚呈圆球状一次性置于托盘内，递给医师； 　•取下颌模型：把调好的印模材聚呈条状分两次置于托盘内，递给医师。 5. 安置病人：(5分) 　•取印模后，嘱病人漱口，协助病人擦净口周； 　•给病人预约复诊时间，并嘱病人妥善保存好病历、X光片等资料。 6. 将印模和技工单送技工室。(5分) 7. 终末处理。(5分)
注意事项 （5分）	1. 如病人有活动义齿或戴眼镜，应取下妥善放置。 2. 调拌时，调刀与橡皮碗内壁平面接触，开始10～20秒时，轻轻调拌或同时转动橡皮碗，使水粉均匀掺合，然后增加调合速度，调拌应在45秒左右完成。 3. 装上颌托盘时，从托盘远中方向向近中轻轻推入；装下颌托盘时，从托盘的一端向另一端旋转盛入，以免形成气泡。 4. 托盘应干燥、无油脂，否则易脱模。
评价 （15分）	1. 病人能说出取印模过程中的注意事项并能主动配合。 2. 准备充分，目的明确。 3. 材料比例准确，所调材料达到质量要求。

第十四节　口腔冲洗

目的(5分)	1. 清洁口腔,去除口臭,预防创口感染,促进创口愈合。 2. 观察创口、皮瓣及颌间固定等情况。
评估 (10分)	1. 病人的病情、治疗情况。 2. 检查病人张口度及皮瓣血供情况,检查口腔创口及口角有无裂开。 3. 向病人解释口腔冲洗法的目的、过程及配合方法。 4. 病人的心理状态及合作程度。
准备 (5分)	1. 护士:洗手,戴口罩。 2. 病人:取半卧位,头侧向护士。 3. 环境:整洁,温度适宜。 4. 用物:治疗盘内放无菌治疗碗、50 ml注射器及冲洗针头、冲洗液 (如1%双氧水、生理盐水等)、口镜、弯盘、治疗巾、一次性吸痰管、 棉签、金霉素眼膏、手电筒、床边备吸引器,必要时备开口器等。
流程 (60分)	1. 口腔冲洗前:(10分) 　• 打开吸引器,调节压力; 　• 连接吸痰管并试吸是否通畅; 　• 关闭吸引器; 　• 治疗巾垫于颌下,弯盘置于口角旁; 　• 检查口角及口腔创口有无裂开、皮瓣血供及固定夹板有无松动 　　等,如有活动义齿,应取下妥善放置。 2. 口腔冲洗:用50 ml注射器抽取冲洗液,接上冲洗针头或吸痰管, 　按以下冲洗顺序进行冲洗,边冲边吸(吸水由另一护士协助完 　成)。(30分) 　• 冲洗口腔前庭:由后向前冲洗对侧上、下颌牙间隙(夹板)及唇 　　颊龈沟内残留物;同法冲洗近侧; 　• 冲洗固有口腔:如无颌间结扎,嘱病人张口,依次冲洗上、下颌 　　牙间隙,硬腭及舌表面附着物;如有颌间结扎,则从一侧磨牙后 　　区或缺牙间隙内放入吸痰管冲洗固有口腔。 3. 口腔冲洗后:(5分) 　• 擦净面部; 　• 观察口腔黏膜有无损伤,创口有无裂开,口角干裂处涂金霉素 　　眼膏。

流程 （60分）	4. 安置病人。（5分） 5. 终末处理。（5分） 6. 记录。（5分）

注意事项
（5分）
	1. 吸水时，吸痰管应放在口腔正常组织部位，避免因吸力或移动伤及创口或皮瓣。
	2. 冲洗时，勿指向软腭或咽喉部，以免引起恶心或剧烈呛咳。
	3. 吸引器贮液瓶吸出液不要过满，并及时倾倒。
	4. 压力调节（参考值）：
	   成人：200～300 mmHg(0.027～0.040 MPa)
	   小儿：150～250 mmHg(0.020～0.033 MPa)

评价 （15分）	1. 病人能说出口腔冲洗的目的、过程，并能主动配合。 2. 病人口腔清洗干净。 3. 病人安全，口腔冲洗过程中未发生口腔组织机械性损伤等。

（赵勤）

第十五节　中医传统技术

1. 毫针法

目的 （5分）	采用不同型号的金属毫针刺激人体一定的腧穴,以调和气血、疏通经络,从而达到扶正祛邪、防治疾病的目的。
评估 （10分）	1. 病人:一般资料,既往史,病情,治疗,当前的主要症状,发病部位及伴随症状。病人的心理状态、合作态度,针刺局部皮肤情况,解释操作目的。 2. 室温、光线是否合适,是否需要遮挡等。
准备 （5分）	1. 护士:洗手,戴口罩。 2. 病人:核对、确认,取适宜体位,暴露针刺部位并保暖,适当遮挡病人。 3. 用物:治疗盘、毫针盒、皮肤消毒液、无菌棉签、无菌棉球、清洁弯盘、无菌持物镊,必要时备毛毯、屏风。 4. 环境:安静,整洁,温度适宜,光线充足。
流程 （60分）	1. 定穴:拇、食指循经按压腧穴,询问病人的感觉（酸、胀、痛）,以确定穴位。（8分） 2. 消毒:局部皮肤常规消毒,术者消毒手指。（6分） 3. 进针:选用型号适当的毫针,检查针柄、针体及针尖有无质量问题,根据需要选择进针方法（指切法、夹持法、提捏法或舒张法）,正确进针。（10分） 4. 行针:运用提插法或捻转法行针,产生酸、麻、重、胀并向远端扩散即为"得气",根据需要采用补泻手法调整最佳针感,留针10～20分钟。（6分） 5. 观察:有无晕针、弯针、滞针、折针,有无血肿、气胸等,并给予及时正确的处理。（6分） 6. 起针:右手持针柄轻微捻转至针头在皮下时,以左手拇（食）指端按住针孔周围皮肤,同时迅速将针拔出,用无菌干棉球按压针孔片刻。起针时应从上到下,最后核对针数,防止遗漏。（8分） 7. 整理:协助病人穿着衣裤。安置舒适体位,整理床单元。（6分） 8. 终末处理。（5分） 9. 记录。（5分）

注意事项 (5分)	1. 遵医嘱执行或仅在四肢部位针刺。 2. 认真评估,操作前做好充分的准备,尤其要取得病人的信任,消除紧张情绪,选择一次性或质量好的针具,掌握好适应证和禁忌证。 3. 准确选穴,正确掌握进针方法、角度和深度,勿将针身全部刺入,以防折针。刺激强度因人而异,急性病、体质强者宜强刺激;慢性病、体质较弱者刺激强度不宜过大。 4. 操作中密切观察病人的反应,发现异常及时处理。
评价 (15分)	1. 病人和家属理解针刺的目的,主动配合。 2. 定穴准确,进针后病人有"得气"的感觉,体位舒适,并注意保暖。

2. 耳穴埋籽

目的 (5分)	采用王不留行籽(或菜籽)刺激耳郭上的穴位或反应点,通过经络传导,达到防治疾病的目的。
评估 (10分)	1. 病人的性别、年龄、文化层次、病情、主证、发病部位及相关因素。 2. 病人的既往史,女性病人有无流产史,当前是否怀孕。 3. 病人的心理状态,耳郭皮肤情况,解释操作目的。
准备 (5分)	1. 护士:洗手,戴口罩。 2. 病人:核对、确认,取侧卧位或坐位。 3. 用物:治疗盘、皮肤消毒液、棉签、镊子、王不留行籽和胶布、剪刀、弯盘、探棒。
流程 (60分)	1. 定穴:术者一手持耳轮后上方,另一手持探棒由上而下在选区内找敏感点。(10分) 2. 皮肤消毒。(10分) 3. 埋籽:将王不留行籽粘于 7 mm×7 mm 胶布中间,贴于所选穴位上,并用拇、食指指腹按压3～5分钟。(10分) 4. 观察:有无酸、胀、痛等"得气"感,根据需要留籽2～3天,教会病人和(或)家属按压的方法。(10分) 5. 撤籽:撤除胶布和王不留行籽,观察局部皮肤有无红肿、破损,并及时给予处理。(10分) 6. 终末处理。(5分) 7. 记录。(5分)

注意事项 （5分）	1. 耳郭有炎症、冻伤或有习惯性流产史的孕妇禁用。 2. 选穴准确，动作轻巧。按压力度适中，使病人有"得气"的感觉。 3. 撤籽后，若局部红肿、破损，应及时消毒处理，严防引起软骨膜炎。
评价 （15分）	1. 病人和家属能理解耳穴埋籽的目的并主动配合。 2. 病人有"得气"感，症状缓解。 3. 病人和家属能演示留籽按压的方法。

3. 艾条灸法

目的 （5分）	用点燃的艾条熏灸穴位或患处，以温通经络，解除或缓解各种虚寒性病证，如胃脘痛、痛经、泄泻等。
评估 （10分）	1. 病人的性别、年龄、既往病史、当前症状、发病部位及相关情况。 2. 病人的心理状态、文化层次、合作程度，解释操作目的。 3. 病室温度、光线是否合适，是否需要遮挡等。
准备 （5分）	1. 护士：洗手，戴口罩。 2. 病人：核对、确认，取合适体位，暴露艾灸部位，保暖。 3. 用物：治疗盘、艾条、火柴、弯盘、小口玻璃瓶、清洁纱布，必要时备毛毯。
流程 （60分）	1. 定穴：根据病证选择腧穴或施灸部位。（10分） 2. 施灸：点燃艾条一端，距离皮肤2～3 cm进行烘烤，根据病情选择温和灸、雀啄灸或回旋灸，随时弹去艾灰，以病人感到温热、局部皮肤稍起红晕为度。（15分） 3. 观察：局部皮肤情况及病情变化，随时询问病人有无灼痛感及不适。（10分） 4. 施灸完毕：将艾条插入小口玻璃瓶中，彻底熄灭艾火，清洁局部皮肤。（10分） 5. 安置病人：协助衣着，安置舒适体位，整理床单元。（5分） 6. 终末处理。（5分） 7. 记录。（5分）

注意事项 (5分)	1. 施灸部位,宜先上后下,先灸头顶、胸背,后灸腹部、四肢。 2. 规范操作,防止艾灰脱落烫伤皮肤或烧坏衣物。 3. 若灸后出现皮肤微红灼热,属于正常现象。如出现小水泡,无需处理,可自行吸收;如水泡较大,可用无菌注射器抽出泡内液体,覆盖消毒纱布,保持干燥,防止感染。 4. 熄灭后的艾条应装入小口玻璃瓶内,以防复燃,发生火灾。
评价 (15分)	1. 病人和家属能理解艾条灸的目的,主动配合。 2. 病人感觉温热、舒适,症状缓解。 3. 病人安全,无灼痛或烧伤。

4. 拔火罐法

目的 (5分)	利用燃烧热力,排出罐内空气,形成负压,使罐口吸附在皮肤穴位上,造成局部瘀血,以温经通络、祛风散寒、消肿止痛、吸毒排脓,缓解因风寒湿痹而致的腰背酸痛、虚寒性咳喘等症状,并可用于疮疡及毒蛇咬伤的急救排毒。
评估 (10分)	1. 病人的性别、年龄、病情、主证、发病部位及相关情况。 2. 病人的体质,局部皮肤的情况,有无妊娠等。 3. 病人的心理状态,对操作的认识及合作程度,解释操作的目的。 4. 病室的温度、光线是否合适,是否需要遮挡。
准备 (5分)	1. 护士:洗手,戴口罩。 2. 病人:核对、确认,取合适体位,暴露拔罐部位,注意保暖遮挡病人。 3. 用物:治疗盘、95%乙醇棉球、血管钳、火罐、火柴、酒精灯、弯盘、小口玻璃瓶,必要时备毛毯、屏风、垫枕。
流程 (60分)	1. 定穴:核对部位或穴位,根据部位选择合适的火罐,检查罐口是否光滑、有无损坏。(10分) 2. 拔罐:乙醇棉球干湿适度,用血管钳夹紧棉球点燃后,在罐内中、下段环绕1~3周后迅速抽出,同时立即将火罐扣在选定的部位,使其吸附于皮肤表面。一般留罐10分钟,以皮肤紫红为度。(15分)

流程 (60分)	3. 灭火:将点燃的乙醇棉球稳妥的放入小口玻璃瓶内灭火。(5分) 4. 观察:罐口吸附情况,局部皮肤的颜色,询问病人有无不适。(5分) 5. 起罐:一手扶住罐体,另一手拇指或食指按压罐口皮肤,使空气进入罐内即可顺利起罐。(10分) 6. 安置病人:协助衣着,安置舒适体位,整理床单元。(5分) 7. 终末处理。(5分) 8. 记录。(5分)
注意事项 (5分)	1. 选择肌肉较丰厚的部位,骨骼凹凸不平和毛发较多处不宜拔罐。 2. 操作前要检查罐口周围是否光滑,有无裂痕。 3. 防止烫伤或烧伤。拔罐时动作要稳、准、快,起罐时切勿强拉。 4. 起罐后如局部出现小水泡,可不必处理,待其自行吸收;如水泡较大,可用无菌注射器抽出泡内液体,覆盖消毒敷料并保持干燥,防止感染。 5. 高热、凝血机制障碍、皮肤溃疡、水肿及大血管处、孕妇腹部、腰骶部均不宜拔罐。
评价 (15分)	1. 病人和家属能理解拔火罐的目的并主动配合。 2. 火罐吸附紧密,无脱落。局部皮肤紫红,无烧伤、烫伤,病人感觉舒适,症状缓解。

5. 刮痧法

目的 (5分)	应用边缘钝滑的器具,如牛角刮板、瓷匙等,在病人体表一定部位,反复刮动,使局部出现瘀斑,以疏通腠理、调畅气血、逐邪外出,从而达到治疗疾病的目的。
评估 (10分)	1. 病人的一般情况、既往史、现病史、当前主证、治疗、发病部位及伴随症状等。 2. 病人的体质、局部皮肤情况,解释操作的目的和意义。 3. 病人的心理状态,对本操作的认识、合作态度。 4. 病室的温度、光线是否合适,是否需要遮挡。
准备 (5分)	1. 护士:洗手,戴口罩。 2. 病人:核对、确认,取合适体位,暴露刮痧部位,保暖,遮挡病人。

准备 （5分）	3. 用物：治疗盘、刮具、治疗碗内盛少量石蜡油、纱布2块、弯盘、浴巾。
流程 （60分）	1. 定位：再次核对，选择适当的刮治部位。（10分） 2. 手法：检查刮具边缘是否光滑，有无缺损。用刮具蘸少许石蜡油，在所选部位由内向外、单一方向刮动，每一部位刮20下左右，至局部皮肤出现微红或紫色充血瘀点为度。（20分） 3. 观察：局部皮肤情况及病情变化，询问病人有无不适。（10分） 4. 刮毕：用纱布清洁局部皮肤。（5分） 5. 安置病人：协助衣着，安置舒适体位，整理床单元。（5分） 6. 终末处理。（5分） 7. 记录。（5分）
注意事项 （5分）	1. 有出血倾向及局部皮肤有病变者禁用。 2. 病室内空气流通，温湿度适宜，避免对流风，以防复感风寒，加重病情。 3. 刮痧手法正确，用力均匀适度，注意勿损伤皮肤。 4. 刮痧后可饮温开水或温热饮料一杯，保持局部皮肤清洁，忌搔抓。
评价 （15分）	1. 病人和家属能理解刮痧的目的、意义并主动配合。 2. 病人体位合理，感觉舒适，皮肤出现瘀斑，局部无破损。

6. 熏洗法

目的（5分）	运用中药煎汤，趁热熏蒸、淋洗或浸浴患处，以疏通腠理、祛风除湿、清热解毒、杀虫止痒，缓解疼痛、肿胀、皮肤瘙痒等症状，促进伤口愈合及关节功能康复。
评估 （10分）	1. 病人的一般情况、既往史、现病史、当前症状、发病部位等情况。 2. 病人的文化层次、心理状态，对本操作的认识、合作态度等。 3. 病人的体质、熏洗处皮肤情况，解释操作的目的及配合要点。 4. 病室的温度、光线是否合适，是否需要遮挡。
准备 （5分）	1. 护士：洗手，戴口罩。 2. 病人：核对、确认，取合适体位，暴露熏洗部位，保暖，遮挡病人。 3. 用物：治疗盘、药液、水温计、熏洗盆、橡胶单、中单、治疗巾、镊子、纱布、弯盘、卵圆钳、大浴巾、支架，必要时备屏风。

流程 （60分）	1. 定位：核对熏洗部位，根据需要垫好橡胶单及中单。（10分） 2. 熏洗：将药液倒入熏洗盆内，加热水至所需容量，测量水温至所需温度，先熏蒸患处，至水温降至适宜温度时再用药液淋洗患处，熏洗过程中注意水温不可过低，防止受凉。（20分） 3. 观察：药液温度、局部皮肤情况及病情变化，询问病人有无不适。（10分） 4. 熏洗完毕：清洁并擦干局部皮肤。（5分） 5. 安置病人：协助衣着，安置舒适体位，整理床单元。（5分） 6. 终末处理。（5分） 7. 记录。（5分）
注意事项 （5分）	1. 妇女经期、妊娠期禁止坐浴、熏洗。 2. 冬季注意保暖，尽量少暴露肢体，并适当加盖衣被。 3. 熏洗方法正确，药液温度、容量、熏洗时间适宜，药液不宜过热，一般以50～70℃为宜，防止烫伤。 4. 伤口熏洗时，应执行操作规程；包扎部位熏洗前应揭去敷料，熏洗后更换无菌敷料重新包扎。 5. 依据熏洗部位的不同选用合适的物品。所有用物需清洁消毒，一人一用，避免交叉感染。 6. 熏洗后需休息半小时方可外出，以防感冒。
评价 （15分）	1. 病人和家属能理解熏洗的目的、意义并主动配合。 2. 病人体位合理，感觉舒适，局部无烫伤，被服、床单元无潮湿。

7. 敷药法

目的 （5分）	将药物膏剂或新鲜中草药捣烂后，敷布于患处或穴位，从而缓解因各种疮疡、跌打损伤引起的局部肿胀、疼痛及慢性咳喘、腹泻等病证。
评估 （10分）	1. 病人的性别、年龄、病情、当前主证、治疗、发病部位等情况。 2. 病人局部皮肤情况，解释操作的目的和意义。 3. 病人的文化层次、心理状态，对本操作的认识、合作程度。 4. 病室的温度、光线是否合适，是否需要遮挡。

续表

准备 (5分)	1. 护士:仪表大方,鞋帽整洁,洗手,戴口罩。 2. 病人:核对、确认,再次解释,关闭门窗,取合适体位,充分暴露敷药部位,保暖,必要时屏风遮挡。 3. 用物:治疗盘、盐水棉球、药物、油膏刀或压舌板、棉纸、纱布、胶布、绷带等,必要时备毛毯、屏风。
流程 (60分)	1. 清洁皮肤:取下原敷料,方法正确,用盐水棉球擦去原药迹,观察患处情况及敷药效果。(10分) 2. 摊药:摊药方法正确,不污染他物。根据患处的面积,取大小合适的棉纸,用油膏刀或压舌板将药膏均匀的摊于棉纸上,厚薄适中,将棉纸四周反折。(10分) 3. 敷药:将药物敷于患处,敷药面积应稍大于患处。(10分) 4. 包扎:覆盖纱布或棉垫,以胶布或绷带固定。松紧适度,包扎稳妥、美观,并使肢体处于功能位。(10分) 5. 观察:患处局部情况及病情变化,询问病人有无不适。(5分) 6. 安置病人:协助衣着,安置舒适体位,整理床单元。(5分) 7. 终末处理:整理用物,器械清洁、消毒处理后备用,洗手。(5分) 8. 记录:按要求记录签名。(5分)
注意事项 (5分)	1. 皮肤过敏者禁用。 2. 摊药要厚薄均匀、大小适度,以免药量不够或药物受热后溢出,污染衣被。 3. 敷药后若出现红疹、瘙痒、水泡等过敏现象,应暂停使用,并及时汇报医师,配合处理。 4. 对初起有头或成脓阶段的肿疡,敷药时应将药物围敷于四周,中间留出空隙,不应完全敷布,以免阻止脓毒外泄;特殊部位,如乳痈敷药时,应使乳头外露,以免影响乳汁排出而污染敷料。
评价 (15分)	1. 病人和家属能理解敷药的目的并主动配合。 2. 敷药后肢体处于功能位,所摊药物大小合适、包扎松紧适度,无药物溢出。

附:

一、针刺的方法

1. 进针法

(1)指切进针法:又称爪切进针法。一般用左手拇指或食指端按在穴位旁边,右手持针,用拇、食、中三指挟持针柄近针根处,紧靠左手指甲面将针刺入。此法适宜于短针的进针。

(2)夹持进针法:或称骈指进针法。即用左手拇、食二指捏消毒干棉球,夹住针身下端,将针尖固定在所刺入腧穴皮肤表面位置,右手捻动针柄,将针刺入腧穴。此法适用于肌肉丰满部位及长针的进针。

(3)舒张进针法:用左手拇、食二指将所刺腧穴的皮肤绷紧,右手持针,使针从左手拇、食二指的中间刺入。此法主要用于皮肤松弛或有皱褶部位的腧穴,如腹部的穴位。

(4)提捏进针法:用左手拇、食二指将针刺腧穴的皮肤捏起,右手持针,从捏起的皮肤顶端将针刺入。此法主要用于皮肉浅薄部位的腧穴进针,如印堂穴等。

二、进针角度和深度

1. 角度:是指进针时针身与皮肤表面构成的夹角。

(1)直刺:是针身与皮肤表面呈90°左右垂直刺入。此法适用于人体大部分腧穴。

(2)斜刺:是针身与皮肤表面呈45°左右倾斜刺入。此法适用于肌肉较浅薄处或内有重要脏器及不宜直刺、深刺的腧穴。

(3)平刺:即横刺,是针身与皮肤表面呈15°左右沿皮刺入。此法适用于皮薄肉少部位的腧穴,如头部。

2. 深度:是指针身刺入皮肉的深度,一般根据患者体质、年龄、病情及针刺部位而定。

(1)体质:身体瘦弱者,宜浅刺;肌肉丰满者,宜深刺。

(2)年龄:小儿及年老体弱者,宜浅刺;中青年身体强壮者,宜深刺。

(3)病情:阳证、新病者,宜浅刺;阴证、久病者,宜深刺。

(4)部位:头面和胸背及皮薄肉少处的腧穴,宜浅刺;四肢、臀、腹及肌肉丰满处的腧穴,宜深刺。

三、补泻手法

1. 补法:进针慢而浅,提插轻,捻转幅度小,留针后不捻转,出针后多揉按针孔。多用于虚证。

2. 泻法:进针快而深,提插重,捻转幅度大,留针时间长,并反复捻转,出针时不按针孔。多用于实证。

3. 平补平泻法:进针深浅适中,刺激强度适宜,提插和捻转的幅度中等,进针和出针用力均匀。适用于一般患者。

四、针刺意外的护理及预防

1. 晕针:进针后病人出现头晕目眩、面色苍白、胸闷欲呕、汗出肢冷等晕厥现象,称为晕针。

(1)护理:立即出针,使病人去枕平卧,给饮热水,闭目休息片刻,即可恢复。重症可指掐或针刺人中、足三里、内关,灸百会、气海等穴,休息片刻即可恢复。

(2)预防:① 对初诊、体弱、老年人、血管神经机能不稳定、饥饿、过劳及康复期病人,应取卧位针刺,手法宜轻。② 诊室内注意通风,冬季注意保暖。③ 随时观察反应,以便及早发现晕针先兆,及时处理。

2.出血及血肿:多因刺伤血管所致。

(1)护理:① 点状出血可用无菌干棉球按压针孔。② 青紫块或血肿,早期可压迫止血或冷敷,晚期可进行热敷。③ 头部血肿者,可在无菌操作下穿刺抽血,持续加压包扎。

(2)预防:① 熟悉腧穴、经络位置,以免刺伤血管。② 有出血倾向者,忌用针刺。

3.弯针:指针身在病人体内发生弯曲的现象。

(1)护理:若发生弯针,不宜再运针。若因体位改变引起,应先矫正体位再起针。若弯的角度较大,可以轻轻摇动针体,顺着弯曲的方向慢慢退出。

(2)预防:手法指力须均匀,刺激不宜突然加大,体位要舒适,指导病人勿随意变换体位,防止外物碰撞和压迫。

4.滞针:指针在体内一时性捻转不动,而且有进退不得的现象。

(1)护理:① 对惧针者,应耐心安慰,并嘱病人进行深呼吸,待肌肉松弛后再起针。② 轻弹针柄或按摩穴位四周,或在滞针附近再刺一二针,以解除肌肉痉挛,然后起针。③ 对因肌纤维缠绕者,可向相反方向捻转,待肌纤维回解后再起针。

(2)预防:对初诊病人应做好解释工作。操作时捻针幅度不宜过大。平时检针时,对不合质量的针具应剔除不用。

5.折针:指针在体内发生折断的现象。

(1)护理:① 发现折针,应嘱病人不要移动身体,以防断针向深处陷入。② 如折断处尚有部分露出皮肤外,可用血管钳取出。若微露出皮肤表面,可用手按压周围皮肤,使残端露出皮肤外,再用血管钳取出。③ 若用以上方法取针无效,应采用外科手术取出。

(2)预防:① 针刺及留针过程中,切勿将针身全部刺入(要求留出针身1/4以上)。② 针具须定期按标准检查,凡不合质量者应弃去不用。③ 捻针时,忌用强力。发生滞针及弯针时,处理要得当,以防折针。

(戴新娟)